悩みの9割は歩けば消える

川野泰周

青春新書
PLAYBOOKS

はじめに　疲れている、私たちの脳

「やらなきゃいけないことがたくさんあるのに、うまく集中できない」

「十分寝てるのに、疲れがとれない」

「なんだかイライラして、最近人の悪口ばっかり言ってる気がする」

——もしかしたら、それは脳の疲れのせいかもしれません。

でも、「脳が疲れている」と言われても、ピンと来ない方のほうが多いはずです。

「だって、仕事はちゃんとできてるし」

「日中にしょっちゅう、眠くてたまらなくなるわけでもないし」

「健康診断だって、問題ない」

そう、身体は元気なんです。けれども、脳は疲れているというのが、私たち現代人の姿です。お気づきでしょうか?

1日中デスクワークの人の場合、大して身体を動かしていないのに週末が待ち遠しくてたまらない。週末になったらなったで、せっかくの休みなのに、ゴロゴロしてしまう。案の定、月曜日の朝、早くも疲れている。ちっとも休んだ気がしない。

精神科医としての見立てからすれば、脳が休めていないから、そういうことが起こるのです。身体の疲労は、ふつうだったら眠ればとれるものです。山歩きをして疲れても、一晩眠ればスッキリ気持よく目覚められるといったことは、みなさん経験があるはずです。

ところが、現代人が抱えている疲労は、それとは種類が違います。どういうことかというと、これは明らかに精神疲労、脳の疲労なのです。

精神疲労がたまると、かえって眠れなくなります。うつ（うつ病やうつ状態）の人たちは不眠になることが知られていますが、うつまではいかなくても、脳の疲れを抱えた現代人も睡眠が浅くなり、いつまでも疲れがとれないまま、脳の疲れが慢性化しています。

「土日休めば、十分だろう」

というのは、昔の考え方。現代人の疲れには、まったく当てはまらないのです。では、どうしたら脳の疲れがとれるのでしょうか？　疲れない脳は、手に入るのでしょうか？

「考えているヒマがあったら、さっそく歩いてみましょう！」

本書は、たったそれだけを、おすすめする本です。

もくじ

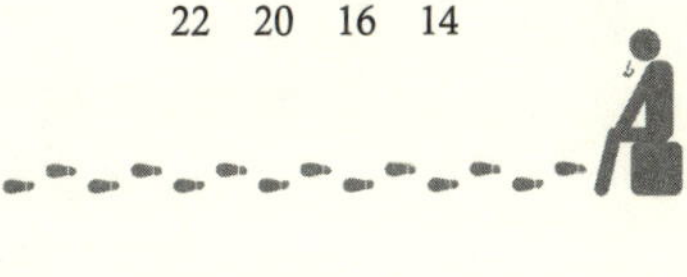

1章 ちょっと歩くだけで、脳はこう変わる！

2章 誰でも効果が上がる「正しい歩き方」

3章

歩くと視点が変わる

4章 歩くと「今」に集中できる

5章

歩くと本当の自信が育つ

6章 歩くと他人に流されなくなる

7章 歩くと、自分も他人も大事にできる

8章

歩くと、幸せに近づく

カバー・本文写真　iStock
イラスト　池田須香子
編集協力　東　雄介
　　　　　岩下賢作
制作協力　尾張英理子
本文デザイン・ＤＴＰ　佐藤純（アスラン編集スタジオ）
映像　蘆田剛

ＪＡＳＲＡＣ　出１７０９９２８－７０１

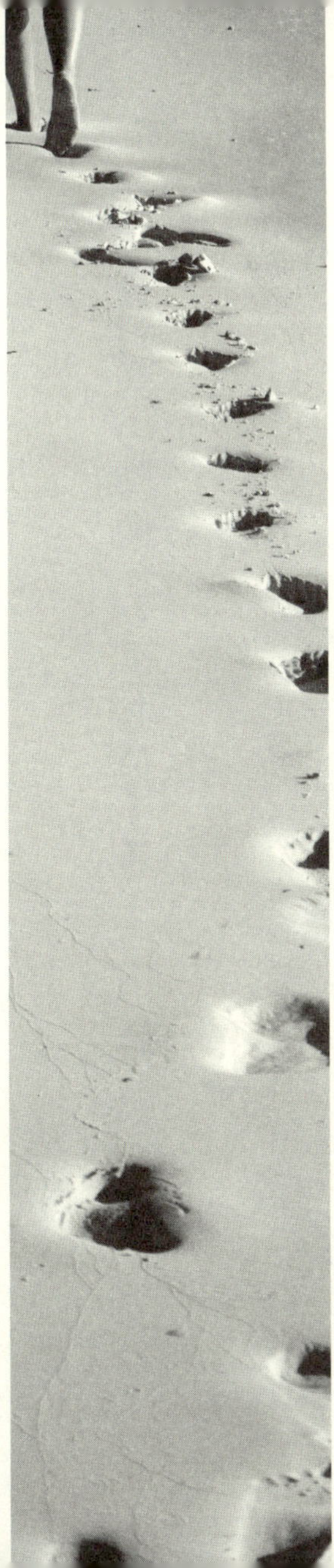

序章

なぜ、あれこれ考えてもスッキリしないのか？

「精神科医の禅僧」のアドバイス

すでに書いたように、私は精神科医であり、横浜にある禅寺の住職でもあるという、自分で言うのもヘンですが、変わり者です。心配事を抱えた人、心の病に苦しむ人を、これまでたくさん診《み》てきました。そんな人間のアドバイスが、

「じゃあ、歩いてみましょうか」

とは、どういうことでしょうか。

どうもこうも、文字通り歩くだけ、とても簡単なことです。今この瞬間、ほんの1分でもいいから歩いてみる。まずは部屋のなかをぐるりと一周するだけでもかまいません。それでスッキリ、ストレスからも解放されるのです。

何とも奇妙な話に聞こえることでしょう。医者だったら薬を処方したら？　坊主なら、ありがたい説法でもすればいいのに、と思うでしょう。そうではありませんか？

でも、安心してください。**歩けば脳の疲れは、きれいにとれるのです。**

これは禅の世界でもれっきとした「瞑想」であり、最先端科学が教える「マインドフルネス」として、その効果やメカニズムが解明されているものです。近年、グーグルやマイクロソフトといった世界をリードする企業が、社員研修や従業員のストレス対策として取り入れたことで急速に知られるようになりました。

それに、脳の疲れがとれるばかりではありません。最近では、**集中力や判断力、コミュニケーション力、ストレス耐性が向上したり、自信が深まったりするという効果がわかってきています。医療の世界でも、うつ病、不安障害、疼痛《とうつう》疾患、外傷後ストレス障害（PTSD）などに対する効果が証明され、臨床でも実践されるようになりました。**

さらに、ちょっと抽象的になりますが、すべての人間関係を豊かにする「自分に対する思いやり、他者への共感性」といったことも、瞑想の作用であると私は考えています。

私たちがふだん何気なく続けてきた「歩く」という行為のなかには、ブッダの悟りの知恵が、無数に散りばめられているのです。

こうしたマインドフルネスのさまざまな効能については、後ほどじっくり説明していくことにしましょう。しかし、歩いていくほどに脳の疲れがとれ、気分もスッキリし、悩みが消えて、「幸せ」に一歩一歩近づいていくのだと、まずはご理解いただけたらと思います。

「心ここにあらず」の時代

一体なぜ、歩くと脳の疲れがとれるのか。そもそもなぜ、私たちの脳はこんなにも疲れてしまっているのでしょう。

原因は、いくつかあります。

精神科医としては、現代人の「歪《ゆが》んだ自己愛」が大きく影響していると考えているのですが（この点については、5章で詳しく説明します）、何よりもまず「情報過多」という点が挙げられます。

ネット登場以前に比べて、脳が処理しなければならない情報量は数十倍どころではないレベルで増えました。特に最近では、四六時中スマホを手にして、ニュース速報をチェックしたり、ゲームをしたりと、脳が一息つくヒマもないほどです。

以前、個人的にビックリしたのは、私のことを取り上げてくれたニュース記事がネットにあがったら即、メッセージが殺到したことです。それほど多くの人が、ネットの情報をリアルタイムにチェックしているということです。学校を卒業してから1度も会わなかったような友人からも「あれ読んだよ！」と届いたほどでした。こんなにも情報を摂取するスピードが速くなっているのかと驚きました。

「マルチタスク化」も進んでいます。

会社では生産性のアップを求められ、1人ひとりの仕事量が多くなるいっぽうです。単純に1つのタスク（仕事）が大きいのではなく、複数のタスクを抱え、それを同時に処理しなければならないという「マルチタスク」が当たり前になっています。

デスクワークをしながら明日のプレゼンのことで頭がいっぱいになっているのもマルチタスクです。1つの仕事を終わらせてから次の仕事に取りかかるということを、状況が許しません。

「効率的に進めなきゃいけないから」、「そうしないと作業が終わらないんだから仕方がない」と思われるかもしれませんが、残念ながら人間のキャパシティには限界があります。

複数のタスクを処理しようとあれこれ気を回していると、1つ1つの判断力が低下し、仕事のスピードもクオリティも落ちてしまいます。

仕事から離れたところでも、マルチタスク化が進んでいます。

例えば、通勤中の勉強や、音楽を聴きながらの読書。スマホを見ながらの食事。駅のホームからの転落や交通事故を起こす原因として警告されるようになった「歩きスマホ」なども典型的です。

誰に命じられたわけでもないのに「○○しながら○○」しないではいられない。**まるで「ムダな時間を過ごしてはいけない」という強迫観念にとらわれているかのようです。私たちはもはや「ただ、休む」ということすら、できなくなっています。**

「せっかく家族水入らずで旅行に出かけているのに、仕事のことが頭から離れない、心から楽しめない」という悲しい現実もあると聞いています。リゾートで余暇を過ごしていながらも、傍《かたわ》らにはタブレットやノートパソコンを置いて、仕事関連のメールチェックや調べ物をしているのが一流のビジネスマンであるといったイメージを抱いている人も、少なくありません。

1つのことに意識を集中することができず、常に、何かをしながら別のことを考えている。いってみれば、**「心ここにあらず」が常態化しているのです。**

そして、これこそ脳を疲れさせている原因です。脳科学的には、これを**「マインドワン**

ダリング」と表現します。心（マインド）がさまよっている（ワンダリング）というわけです。現代を生きている限り、誰も、マインドワンダリングとは無縁ではいられません。

瞑想やマインドフルネスが有効である理由もここにあります。

マインドワンダリングが「心ここにあらず」だとするなら、瞑想やマインドフルネスはまさしく「今この瞬間に意識を向ける」ことでマインドワンダリングを止め、脳の疲れを回復させるためのものだからです。

禅の修行などは、「今この瞬間」の塊《かたまり》です。一般的によく知られている坐禅《ざぜん》ばかりでなく、掃除や料理、食事、草むしり、入浴や排泄も、生きている限りすべてが「今この瞬間」の連続であり、そこに全力で取り組むことで修行をするというシステムが、古来より構築されてきたのです。

マインドフルネスが、米国シリコンバレー発の流行となり、いまやウォール・ストリートでも大ブームとなっているのは、偶然ではなく、必然です。情報過多の最前線には、「心ここにあらず」になりがちだけれども、人一倍集中しなければいけない人たちが集まっていた。そのために、マインドフルネスが求められたのです。

脳のアイドリングを止めよう

２０１０年にアメリカで発表された研究によると、現代人は起きている時間の50％近くを、マインドワンダリングの状態で過ごしているそうです。誰もがいつでも「心ここにあらず」のままに生きているといっても、決してオーバーなことではありません。

さて、そんなとき、脳では何が起きているのでしょう？

最近の研究では、人間の脳内には、３つの神経ネットワーク構造があることが明らかになりました。簡単にいうと、それぞれこんな機能を持っています。

「ＤＭＮ」（デフォルト・モード・ネットワーク）――解決方法が定かでない問題をあれこれと考えるときに活性化しているネットワークです。

「ＣＥＮ」（セントラル・エグゼクティブ・ネットワーク）――１つの目標のために計画をたてたり、それを実行したりすることに意識を集中するときに活性化します。

「ＳＮ」（セイリエンス・ネットワーク）――ＤＭＮとＣＥＮを切り替える機能を担《にな》います。

このうち、マインドワンダリングの状態のときに活性化しているのが、DMNです。

しかも**脳の消費エネルギーのなんと6~8割をDMNが消費している**というから、大問題です。これでは、ムダに脳をアイドリングさせているようなもの。脳が疲れるのも、当然というべきでしょう。

脳疲労が激しくなれば、判断力、注意力、集中力が低下していき、創造力も落ちていきます。うつ、不安障害、ADHD(不注意と多動性を特徴とする発達障害)の患者さんは、DMNの働きが過剰です。

マルチタスクで考えれば考えるほど、脳が疲れ、考える力が落ちていく。はじめのうちは一晩寝たり、休日にリフレッシュすれば回復できるかもしれませんが、脳の疲れはやがて長期化・慢性化していき、一晩寝たぐらいでは回復しなくなります。

私たちに必要なのは、DMNの働きを抑えマインドワンダリングをストップさせること。

そのための手段が瞑想であり、マインドフルネスです。最近の研究から、瞑想によってCENとSNが活性化し、DMNが鎮《しず》まることがわかっています。ほんの数分でも、脳のエネルギーの8割を消費するDMNを止められたら、どれだけ脳の燃費がよくなるでしょう?　1日終わったときの疲れが、まるで違ってくるはずです。

健やかに生きるために「歩く」

「じゃあ、歩いてみましょうか」

私がそう申し上げるとき、みなさんに心がけてほしいのは、長い時間かけて歩くことでも、美しい景色を楽しむことでもありません。

はじめのうちは、一定のリズムで「ただ歩く」だけでも十分、頭がスッキリするという効果は実感できると思いますが、「これを意識するだけで効果が数倍になる」というコツがあります。

それは、**「足の裏の感覚にしっかり注意を向けて歩くこと」**です。これこそ脳を休ませる方法であり、この本が紹介する**歩く瞑想**（**「マインドフル・ウォーキング」**）です（実際の歩き方は2章で説明します）。

私は「精神科医の禅僧」として、医学や禅から得た知見をもとに「心ここにあらず」の状態にある人々と接してきました。医学においても禅においても、「歩く」という行為は、なじみの深いものです。

じつは歩く瞑想は、古来より禅宗の坐禅修行の一貫として取り入れられており、現在でも曹洞宗や臨済宗の修行僧が行っている修行でもあります。

そしてマインドフルネスは、禅にルーツを持つ心理療法の1つとして、欧米を中心に注目を浴びています。マインドワンダリングが「心ここにあらず」の状態だとするなら、マインドフルネスは「心ここにある」状態。「今この瞬間に意識を向けること」で、心の調和を取り戻し、脳の疲れを回復させるものです。

言い方を変えれば、**禅に科学のメスを入れたものが、マインドフルネス。あるいは、禅から宗教的要素を外し、より多くの人に届けられるようにしたものがマインドフルネスと言えるでしょう。**

医療においても、その効能は、米国マサチューセッツ大学医学大学院の名誉教授ジョン・カバットジン博士が、マインドフルネスを医療に導入していくことで、世界中で知られるようになっていきました。臨床においても、うつ、不安障害、ＰＴＳＤなどの心の病に対する効果が証明されており、私が勤めるクリニックでも、マインドフル・ウォーキングを積極的に指導しています。

ですが、これまで説明してきた通り、瞑想やマインドフルネスの効果は、病気の治療に限られたものではありません。

いまは十分な健康状態にあるという人にも、ぜひ取り入れてほしいと思っています。なぜなら、脳の疲れがとれるばかりでなく、集中力・注意力、ストレス耐性、クリエイティビティ（創造性）など、脳のパフォーマンスをアップしてくれるからです。

「自分は心の病とは無縁」と思っているみなさんにも、「歩く」ことからマインドフルネスに触れていただきたいと、私は願っています。

マインドワンダリングが慢性化している現代人は、「自分は疲れている」ということも自覚できなくなっています。精神科医として、それが心配です。

自覚できない疲れこそが、脳の疲れです。 患者さんも最初は、

「私は健康なんですが、内科の先生に言われたから、仕方なく来たんです」

と渋々、私の勧める心療内科のクリニックにやってくる人がほとんど。あなたは脳が疲れているのですよ、という事実に気がついてもらうことから治療を始めなくてはならないほどです。

毎日を忙しく過ごしているビジネスパーソンも、主婦の皆さんも、若い学生さんたちも、

もちろん、定年後の方々も、多かれ少なかれマインドワンダリングの只中にあります。そんな、あらゆる人に、マインドフルネスを知ってもらいたい。私は、禅とマインドフルネスは、現代に生きる全ての人たちに役立つものだと確信しているのです。

マインドフルネスの定義をもう少し詳しくすると、

「意図的に、今この瞬間に、評価や価値判断をせずに、注意を払うこと」

ですが、私なりに意訳すると、こうなります。

「マインドフルネスとは、現代を健やかに生きるための叡智《えいち》である」

脳の疲れがとれるだけではない。気持ちがスッキリするだけではない。マインドフルネスには、今を生きるための智慧《ちえ》が溢《あふ》れているのです。これについては、これからゆっくり説明していくことにしましょう。

でも、説明を聞く前に、体験してしまえばいいのです。だから「じゃあ、歩いてみましょうか」なのです。

いま腑《ふ》に落ちないのだとしても、なんの心配もいりません。まずは、ただ歩けばいい。並行してこの本を読み進めていくことで、少しずつ納得していただけると思います。

序章のまとめ

◇ 脳の疲れは、歩けばきれいにとれる。

◇ マインドフルネスにより、集中力、判断力、コミュニケーション力、創造性がアップする。ストレスに強くなり、自信が深まる。
医療の世界でも、うつ病、不安障害、疼痛疾患、PTSDなどに対する効果も証明されている。

◇ インターネットが登場する前に比べて、私たちの脳が処理しなければいけない情報量は圧倒的に増えている。それが脳が疲れている原因のひとつ。

◇ マルチタスク化が進んでいる。

◇「ただ、休む」ことがしづらい時代になってきている。

◇「心ここにあらず（マインドワンダリング）」が、脳の疲れの原因。しかも自分で気づきにくい。

◇ 歩く瞑想（マインドフル・ウォーキング）で、ただ歩くよりも効果が数倍になる。

◇ 足の裏の感覚にしっかり注意を向けて歩く。

memo

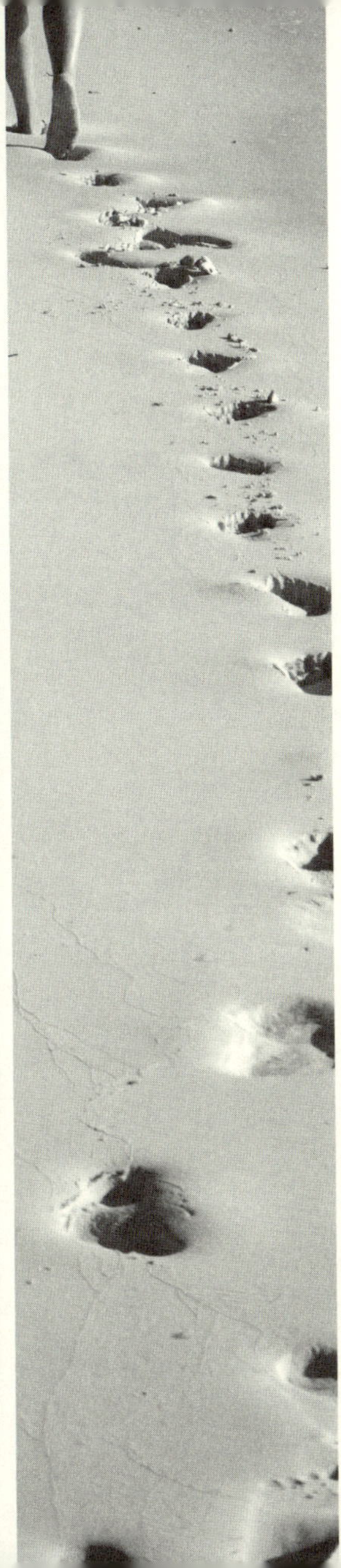

1章

ちょっと歩くだけで、脳はこう変わる！

歩いて始めるマインドフルネス

さて、「マインドフルネス＝瞑想＝呼吸のこと」と思っている方は多いのではないでしょうか。確かに、具体的なやり方としてよく知られているのは、（歩く瞑想よりも）呼吸瞑想かもしれません。ただ、「どうも呼吸瞑想のコツがつかめない」という人は多いのです。

じつは、呼吸瞑想よりも、歩く瞑想「マインドフル・ウォーキング」のほうが、ずっと簡単です。

例えば、会社で1時間働くごとに5分間、階段を上り下りしてみる。トイレに行く。主婦の方は、家事や料理の合間にダイニングテーブルの周りを3周歩いてみる、それだけで十分。ただ歩くだけでも気分転換の効果がありますし、歩く瞑想の正しいやり方を知っていれば、たとえ1分間歩くだけでも、頭がスッキリしてきます。

話を戻しますが、どうして呼吸瞑想につまずく人が多いのでしょう？

マインドフルネスは、「人間がふだん当たり前にやっていることに、あえて心を向けること」が出発点になります。「ふだん、呼吸がうまくできない」という人はいませんよね。ところが、「整えよう」と意識するとかえって乱れてしまうのです。

本来の呼吸瞑想は「呼吸を観《み》る」ところにコツがあります。整えようとせず、ありのままの呼吸を「ただ眺《なが》めること」が大切なのですが、気持ちを集中することが難しい人、心が落ち着く環境にない人には、なかなか実践できません。

その点、マインドフル・ウォーキングは、より始めやすい瞑想と言えます。**地面を踏みしめている足の感覚は、否応なく意識されるので、呼吸よりも心を向けやすいのです。**

スマホを四六時中眺めないではいられない人も、続けやすいと思います。

私が勤務するクリニックでも、ワーカホリックやADHDの傾向のある患者さんからよく「呼吸瞑想ができない」と相談されます。クリニックに通うほどではなくても、「仕事が忙しくて、とても呼吸瞑想に5分間も割《さ》けない」「5分間じっと座っているのが耐えられない」というあなたも、焦らずマインドフル・ウォーキングから始めてみてください。

スキマ時間にこそ歩きたい

正しい歩き方さえ覚えれば、あとはどんな格好で、どんなルートを歩いてもいいし、疲れたら途中でやめても全くかまいません。というのも、マインドフル・ウォーキングは「歩いている足に感覚を向けること」それ自体が一番の目的だからです。

少しわかりにくいでしょうか？　でも、こんな感覚なら思い当たるかもしれません。山道を歩いて、足が棒のようになって、頂上にたどり着いて、とたんに開けた景色を前に、感動して言葉を失った瞬間、さっきまでの悩みがウソみたいに消えてしまう――こういうとき、私たちは過去や未来ではなく「今」だけに集中していますよね。

こんな感覚を、いつでもどこでも味わうことができるのが、マインドフル・ウォーキングです。

忙しい生活のなかで、いっとき、歩くことだけを目的に歩こうと言うと、「忙しくて、そういう優雅な時間は取れないんだってば！」と思われるかもしれませんが、ここでは「あえて時間をムダにする」ことに意味があります。

「できるだけ成果に直結することをしたい」、「ただボーッとしているなんて時間のムダ」――そんな強迫観念に駆《か》られている人が、現代にはとても多いように思います。少しでも空き時間ができればスマホでニュースを読んだり勉強したりと、極力有意義に使おうとする。それがどれだけ大切なことだとしても、「そうしなくてはいけない」という思いに囚《とら》われると、いつまでも休めず、脳は疲れる一方です。

私が提案したいのは、ほんの5分、10分といったスキマ時間こそ、マインドフルネスにあて、休息をとることです。 5分間勉強するかわりに、歩いたり、呼吸瞑想をしたりして、自分と向き合ってみる。こうして、自分の時間を自分の心のために使うことが、現代に生きる私たちにとっていちばんの贅沢であり、休息ではないでしょうか。

ポイントは、そこに「忘我《ぼうが》」の時間があるかどうかです。

自分のために時間を使うといっても、スマホゲームなどは当てはまりません。「ボーッと時間を過ごしてはいけない」という恐怖感を埋めるために自分に刺激を与え続けているので、かえって疲れをためるだけです。夜、仕事帰りの電車の中で、多くの人が脇目もふらずにスマホゲームをしている光景は、国民総ワーカホリックの象徴のように見えます。

悩みがあるときも、ないときも歩こう

ひと昔前なら、「脳疲労」なんて口にしようものなら、「気合いが足りない」「努力が足りない」と叱られていたかもしれません。

でも、マインドフルネスが認知されるにしたがって、**「疲れには、身体の疲れと脳の疲れがある」**いう理解が進んできたように思います。

疲労には、短期的な疲労と、慢性的な疲労がある、ということも覚えておきましょう。例えば「上司にダメ出しされてムカッときた」。こうしたショックは短期的なもので、それだけでは脳疲労がおきにくいのです。しかし、「金曜にダメ出しされたのを何度も思い返して、週末もうつうつとして過ごした。しっかり休めなかった」

となると、脳の疲れがたまっていきます。**慢性化した脳の疲れも、ふだんからのマインドフルネスの習慣によって少しずつ癒していくことができます。**ただ、うつ病まで悪化すれば、2～3カ月の治療では足りません。

こうならないように、ふだんから生活習慣のなかにマインドフルネスを取り入れていき、疲れない脳を養うことで、慢性化を予防できれば理想的です。

いっぽう、短期的な疲れであれば、その瞬間の「注意の切り替え」によって、十分にとれます。マインドフル・ウォーキングによってデフォルト・ネットワークの活動を抑《おさ》え、今この瞬間に気持ちを集中させる。これで、上司に叱られたことを何度も思い出して週末を台無しにすることもなく、しっかり休める、というわけです。

多くの人は、軽度の脳疲労が蓄積している段階にあるように思います。

周囲の目にはとても健康的で、バリバリ働いているように見えている。けれども、脳はしっかり疲れているし、本人も「なんだか本調子ではないな」と感じている。それが現代の、ふつうの人の姿です。

ですから、本書で紹介するマインドフル・ウォーキングも、単なる「疲れや悩みの解決手段」と考えてほしくないのです。疲れを実感していなくても、積極的に歩く習慣をつけ、脳の疲れや悩みがたまらないようにする――そんな「予防」の意識を持ってください。

歩いているときに脳で起きていること

歩けばスッキリ、脳の疲れがとれて、心が軽くなる。ここまでなら、経験的に納得してもらえる部分も大きいのではないでしょうか。しかし最新の脳科学は、単純な「気分転換」に終わらない、マインドフル・ウォーキングの驚くべき効果を明らかにしました。

例えば、うつの改善です。脳内で分泌され、脳細胞に栄養を与える、BDNFという非常に重要なタンパク成分が知られています。このタンパク質は、脳細胞の保護と回復をつかさどり、これが不足するとうつを引き起こすとされているのですが、歩行やスロージョグは、そのタンパク質の分泌を促《うなが》すというのです。

とくに最近では、「ふつうの歩行」と「歩行瞑想」を細かく比較し、歩行瞑想のほうがより、うつを改善する効果が有意に高い（科学的にはっきりと差があると認められる）ことを示した研究があります。さらに、動脈硬化や高血圧、メタボの改善にも、歩行瞑想のほうが効果は上だと科学的に証明されています。

「前頭極《ぜんとうきょく》」という、前頭葉の中の最も前のほう、ちょうどおでこの裏側にあたる部分が、軽い運動によって活性化されるというエビデンスもあります。

前頭極は意思決定、判断力、観察力、注意力などを担っていると言われており、仕事能力の向上が期待できます。例えば、「大事なプレゼンの前に、マインドフル・ウォーキングでオフィスのフロアを一周」するだけでも、効果を実感できることでしょう。

マインドフル・ウォーキングの効用のうち、もっとも重要だと考えられるのは、**ワーキングメモリ**についてのものです。ワーキングメモリとは、頭のなかでリアルタイムな情報を一時的に記憶し、それらを同時処理する能力のこと。読み書きや計算にはじまり、プレゼン能力や空気を読む力など、仕事や日常のコミュニケーションに欠かせない能力です。

マインドワンダリングによって脳が疲労してくると、このワーキングメモリの働きが弱くなります。すると、口数が極端に減ったり周囲からワンテンポ遅れて笑ったりと、人とうまくコミュニケーションできなくなり、人間関係にストレスを感じるようになってしまいます。このワーキングメモリの能力を回復してくれるのが、歩行などの軽い運動です。

つまり、**歩くことで仕事やコミュニケーションの能力が高まり、人間関係まで好転してしまう**、というわけです。

ジョコビッチはなぜ瞑想するのか？

歩くことが、集中力を高めてくれる。その究極が「フロー」と呼ばれる現象です。

フローとは、極限の集中状態のこと。フローに入ると、時間がゆっくり進んで、あらゆる動きがまるでスローモーションのように感じられます。

これを日常的に体感しているのが、一流のアスリートたちです。

実は私もアスリートのはしくれで、大学6年間は100メートル走の選手でした（追い風1・4メートルという超！幸運もあって、10秒71という当時所属していた大学の医学部記録を持っていました。遠い昔の話ですが……）。

国体にも出場できなかったレベルではありますが、それでも、走っているうちに「フロー」を体験できることがありました。どれだけ速く走っていても、自分が踏み出す1歩1歩が手に取るようにわかる。自己ベストの記録が出るのは、そういうときです。意識してフローに入れるのは、一流のアスリートだけかもしれません。私のようなふつうの人は、たまたま調子がよい日にしか、フローを体験できないのです。

ですが、ふだんからマインドフルネスの訓練をしておくと、フローに入りやすくなることがわかっています。テニスのジョコビッチ選手も、マインドフルネスをトレーニングに取り入れていることが知られています。

陸上選手が行う「ドリル」と呼ばれる基礎運動も瞑想そのものです。これは足の感覚を分割して集中する訓練です。レース本番、ものすごいスピードで走っているときは、細かい足の動きなんて調節できませんから、ふだんから徹底して足に動きを覚え込ませなければなりません。かかとから着地し、膝《ひざ》をパーンとはじき、腰のひねりでストライドを延ばす……。ふだん何気なくやっている「当たり前の動き」を細かく分け、一つひとつに注意を払う。そのトレーニングをやるかやらないかで、集中力のノリが全く違ってくるのです。

最近では、予防医学研究者の石川善樹博士が、アメリカのビジネス界で注目されている「マイクロバースト現象」を紹介しています。例えば、瞑想してからレースを走り、終ったらまた瞑想。この「走る→休む」という落差が自律神経にうまく作用して、より深い瞑想に入れるというのです。**ジョコビッチ選手が、ゲーム間にベンチで瞑想しているのも、このマイクロバースト現象を利用しているのです。**

禅寺の修行で誰もうつにならない理由

言葉や文字に囚われていては悟りを得ることはできない――禅の世界では、こうした考え方を、「不立文字《ふりゅうもんじ》」といいます。

なぜ、こんな耳慣れない言葉を紹介するかというと、**禅やマインドフルネスのコツの1つは「言葉から離れる」ところにあるからです。だからあれこれ悩まない、考えすぎないですむ。**でも「考えちゃいけないと意識するほど、かえって考えてしまう」という経験がないでしょうか。言葉から離れるとは、口で言うほど簡単なことではないのです。

では、どうしたら言葉から離れられるのか。ポイントは「**注意資源**」です。人間は何かに向けていられる注意の量には限界があります。マインドフル・ウォーキングは、歩いている足の感覚に注意を向けるものです。これで注意資源を使い切ってしまえば、言葉からも離れることができる、というわけです。

私は鎌倉にある禅の大本山、建長寺での修行中に、それを実感しました。医学部を24歳で卒業し、しばらく病院に勤めたあと、30歳から3年間あまり建長寺の中にある専門道場で禅修業をしました。周りにいる仲間の多くは20代前半の「現代っ子」たち。精神的にもろい人もいて、「家に帰りたい」と泣き出す修行僧もいました。でも、不思議なことに、うつになる者は誰もいないのです。禅寺の修行は、精神的にも肉体的にも、それはハードなものです。いつも追い立てられるように動き続け、汗もびっしょりかき、夜になるとクタクタ。でもそれがよかったのです。ふつう、これだけのストレスを与えると睡眠が浅くなり、夜中に目が覚める中途覚醒が起こるものですが、禅寺では中途覚醒するヒマもなく、「布団に入ったらもう朝になってた」と感じるほど深く眠ることができました。

修行中は、その時その時にやるべきことだけに注意資源を消費していたおかげで、あれこれ考えることもなく、心を病む者もいなかったというわけです。修業がつらくて逃げ出してしまう者はいましたが、逃げ出す元気がある時点で、うつとは無縁です。本当にうつになったら、逃げ出すどころか、布団から起き上がれなくなってしまいますから。

身体を動かし続けることに、意味があるのです。禅寺のようにハードなことはできない、という人は、歩けばいい。マインドフル・ウォーキングは、「考えるよりも先に動く」ことで、言葉から離れるエクササイズなのです。

性格は変えられる、トラウマも消せる

心理学では、「気質＋性格」によって人格が成り立っていると考えられています。気質は親から与えられたものであり、生まれ持ったものです。几帳面な家系もあれば、短気な家系もあるでしょう。これはなかなか変えられません。

いっぽう性格は、気質に根差しながらも、育った環境や体験によって、後天的に作られてゆくものをいいます。競争のなかで育てば、他人を蹴落とすことをためらわない勝ち気な性格になるかもしれないし、いじめを受けたら臆病になってしまうかもしれません。

さて、後者の**性格のほうは、マインドフルネスによって塗り替えることができます。**親から授かった気質が人格に影響することは間違いないのですが、性格の部分は、もう一度作り直せるのです。例えば、かんしゃく持ちの人が、瞑想を通じて、おだやかでいる方法を身に付けたとします。それが一時だけで終わるなら、「かんしゃく持ち」という性格は残り続けるかもしれません。しかし、おだやかでいることで周囲にほめられたり、仕事の成績がよくなったりすれば、その人は、おだやかであるよう日々努力することでしょう。そうなれば、もう「かんしゃく持ち」と呼ばれることはありませんし、本人にも、おだやかな性格がなじんでくるに違いありません。

トラウマだって消せるかもしれません。実際に少しずつ消してゆけることも近年の研究でわかってきています。トラウマとは、かつて受けた精神的な傷が後遺症のように残って、本人を苦しめる、そういう体験のことです。ひどいトラウマが本人の性格を決定的に歪《ゆが》めてしまうこともあるでしょう。

災害、大事故、命の危険に瀕する事件に巻き込まれたりといった状況を想像されるかもしれませんが、それだけではありません。仕事で失敗して恥をかいたことをきっかけにチャレンジできなくなった。大失恋のせいで恋愛が怖くなってしまった、というケースでも十分にトラウマ的な記憶になることを、ぜひ知っておいてほしいと思います。

トラウマから自由になろうとしても抜け出せず苦しんでいる人がお寺にもクリニックにもたくさんやってきます。**大切なのは、マインドフル・ウォーキングによって「注意資源」を使い切ることです。**それにより一時でもトラウマを忘れ、まっさらな気持ちに戻ることができる。過去の体験にとらわれず、目の前のことに力を尽くせるようになるのです。

医療も「薬よりマインドフルネス」に

本書を読んで下さっている方の多くは健康で、うつ症状に悩んでいるというレベルの方ではないかもしれません。

ですが、私が身を置いている精神医療の世界でも、マインドフルネスの登場は、画期的なものでした。**今では、軽いうつの方に「歩いてください」と指導する治療が、完全に確立しています。**

近年では、マインドフルネスが抗うつ薬を超えたというデータが示され、話題になりました。すでに一度うつ病にかかった人を対象として、うつの再発を予防するためにマインドフルネスによる治療を受けた人と、抗うつ剤の治療を受けた人を5年間追跡したところ、マインドフルネスのほうが優位になった、というものです。

興味深いのは、観察を始めて2年目の調査では両者の再発率は同等で有意差が現れなかったのに、治療から5年間を経た再発率に明らかな差が生まれた、という点です。ここからわかるのは、マインドフルネスは即席治療としても抗うつ剤と同じ効果が出るということ。そして、治療終了後も長きにわたり治療効果が持続するものだということです。

私にとって、それが驚きでした。**抗うつ剤は一定期間服用を続けることで効果が発現しますが、内服を終了すれば数日で体内から消失し、その効果はなくなります。ところが、マインドフルネスはその逆で、治療中はもちろん、治療を終えたあと何年間も（人によってはなんと半永久的に！）、その効果が続くのです。**

実は、長いあいだ、精神科医は困っていました。私自身、心の病に対して提供できる治療法が少なすぎると考えていました。薬物療法とカウンセリングしかなかったのです。1日に60人〜80人の患者さんを診るような大きな病院では、より効率的な、薬を使う治療に頼らざるをえない、という事情もありました。

しかし、今はマインドフルネスを積極的に取り入れています。薬を処方する量もどんどん減っています。私が本当にしたかった医療とは、患者さんを数多くさばく医療ではなくて、その人を本当に元気にできる医療だからです。それに、マインドフルネスであれば、病気を治すばかりでなく、患者さんに「健やかに生きるための叡智」を、感じてもらえる。

そんな医療ができるようになって、私自身も救われたのです。

1章のまとめ

◇ 呼吸瞑想よりも、歩く瞑想のほうがずっとカンタン。

◇ 長時間つづけられなくてもいい。
疲れたらやめてもいい。

◇「スキマ時間をムダにせず情報収集を」→
「スキマ時間にマインドフルに歩いて休息を」

◇ 慢性化した脳の疲れも、マインドフルに歩く習慣により少しずつ癒していける。

◇ ふつうの歩行よりも「マインドフル・ウォーキング」のほうが、うつ、動脈硬化、高血圧、メタボの改善に効果があることが科学的に証明されている。

◇ 脳の「ワーキングメモリ」の回復に、「歩く」は役立つ。

◇ ジョコビッチも「マイクロバースト現象」を活用している。

◇ 禅の世界でいう「不《ふ》立《りゅう》文《もん》字《じ》」、つまり言葉から離れることにより、悩みすぎたり考えすぎずにすむ。

◇ 人格は「気質＋性格」でできている。性格は、マインドフルな歩行により作り直せる。

◇ 歩くことで「注意資源」を使いきることにより、トラウマも少しずつ消していける。

◇「マインドフルに歩く」ことの効果は、時として抗うつ剤を超えることが示されている。

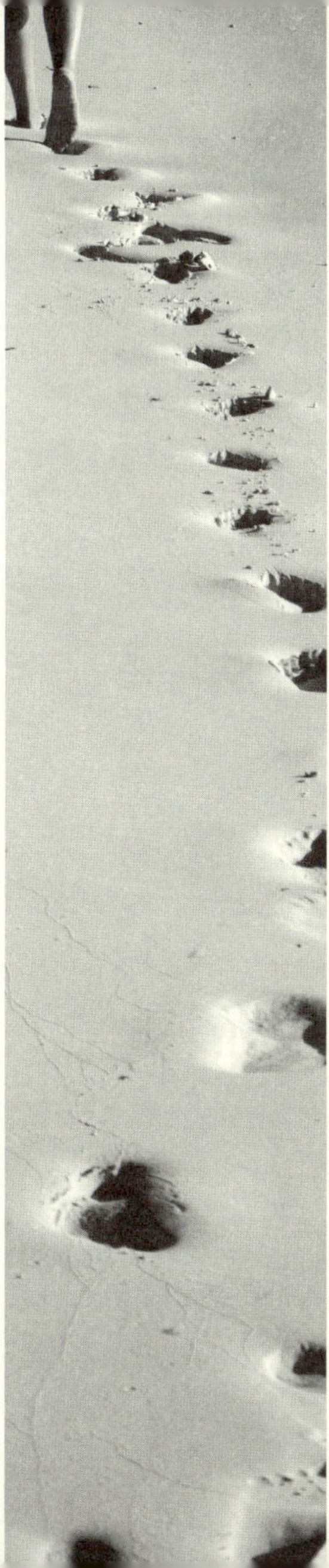

2章

誰でも効果が上がる「正しい歩き方」

ハードルは低く「ただ歩く」から始めよう

この後の項でマインドフル・ウォーキングの正しいやり方を説明しますが、最初のうちは、歩き方にこだわらなくてもかまいません。

私が言いたいことを一言にまとめるなら、「部屋のなかでじっと悩んでいるより、身体を動かしましょう、歩きましょう」ということです。

気分転換に、集中力アップに、イライラや不安の解消に、「ただ歩く」ことがどれだけ役に立つか、実感してみてほしいと思います。

頭であれこれ悩む前に、まず歩く。言葉から離れて、ただ歩く。最初はこれだけ、意識できたら十分です。

そうして「ただ歩く」に慣れてきたら、ぜひともマインドフル・ウォーキングへと進んでください。そこには、言葉から離れ、心軽やかに生きるための知恵が詰まっています。

マインドフル・ウォーキングでのみ表れる効果が、いくつもあります。

ウォーキングが健康増進に役立つことはよく知られていますが、先述のように、近年、ふつうのウォーキングと、足の感覚に注意を集中させて歩くマインドフル・ウォーキングを比較する研究が少しずつ進んでいます。

それによれば、うつ病が軽減されたのは、マインドフル・ウォーキングのほうでした。**メンタルの問題だけでなく、動脈硬化など循環器系の病気や、メタボなど内分泌系の病気など、体のほうにもよい効果が出ることも、わかってきているのです。**

ともあれ、まずは短い時間でもいいので、歩く習慣をつけることが先決です。

みなさん一人一人に、自分にとって心地のよい歩き方、心地のよいコースがあると思います。例えば、「**お気に入りのカフェまで、いつもなら最寄駅まで電車で行くけど、今日は1駅前で降りて歩いてみる」といった歩き方でいいのです。**

「無理をして歩いている！」と感じてしまうようだと、続きません。

まずは歩くことに慣れ、その心地よさを味わう。そのあとで、マインドフル・ウォーキングを実践する。のんびり進んでいきましょう。

いつでもどこでも、1分歩く

いつ歩けばいい？　どこを歩けばいい？　何分ぐらい？　どんな格好をすれば？

正しい歩き方を学ぼうと思うと、いろんな疑問がわいてくるかもしれません。ちなみに、禅の修行におけるマインドフル・ウォーキングである「経行《きんひん》」で言えば、臨済宗でも曹洞宗でも、坐禅の合間に5分〜10分ほど行うのが一般的です。曹洞宗式では、非常にゆっくりと一歩一歩大切に歩みを進めます。それに対し臨済宗は曹洞宗に比べて、よりアクティブな経行を行っている道場が多く、しばらく歩いた後、かなり速いスピードで禅堂の周りを走るというスタイルが特徴的です。

ですがマインドフル・ウォーキングに関して言えば、この章の基本編、応用編で紹介していること以外は、「どんな形でもかまわない」と気楽に考えていただけたらと思います。いつでも、どこで歩くのでもいいのです。いつでもどこでもできるのがマインドフル・ウォーキングの素晴らしいところなのですから。それをご理解いただいた上で、「こんなことを心がけると、もっと大きな効果を感じられる」というコツをいくつかご紹介します。

もちろん、疲れているときやイライラしているとき、緊張しているとき歩けば、すごい効果を感じられるはずです。ただし、いきなり「緊張しているから、歩こう」といっても思うようにいきません。むしろ、「心が落ち着いている、ふだんの状態で歩く習慣」をつけておくことがポイントです。これは私たちの脳に太古の昔より備わっている「条件反射」という機能を利用するためです。**皮肉なもので「緊張したら歩く」習慣をつけると、かえって「歩くと緊張する」ようになってしまいます。逆に、リラックス状態でふだんから歩いていると、いざというときも、リラックスしやすくなるのです。**

マインドフル・ウォーキングは集中力や判断力、創造力を向上させるものでもあります。クリニックの患者さんのなかには「**会社の休み時間、5分だけ階段を上り下りすると、仕事中の注意力がすごく上がります**」という人がいます。歩いて損をすることは何もありません。ただし、やはり無理は禁物です。長くダラダラ歩けばいい、というものでもありませんし、「歩かなければいけない」と自分を追いつめるようだと、続くものも続かなくなります。

だからとりあえず、今いる部屋で1分、歩いてみてください。

しっかり足の裏を感じながら歩けば、それで十分、頭はスッキリするのです。

コツは「分ける・追いかける」

足の裏の感じ方にも、ポイントがあります。

ポイントの１つは、**感覚の「分割」**です。かかと、つまさきの順番で床を離れ、足の裏が体重から解放される。空中に浮いた足が移動し、かかとから着地、床の感触が戻ってくる。一歩に対して４つの感覚を意識する、ということです。一歩を４つに分けるのが難しいようなら、右足が踏んだ、左足が踏んだと、右と左それぞれ１つずつ感じながら心のなかで唱えるだけでもＯＫです。海外では、ブッダ、ブッダと唱えるそうです。片足が上がったら「ブッ」、着地したら「ダ」。こちらは片足につき２つです。

そしてもう１つは、こうした**一連の感覚を言葉で「追いかける」**ということです。まず足の感覚があり、それを言葉で追いかけることが大事です。そうではなく、かかと、つまさき、移動、着地と、心のなかで唱えているリズムに無理に合わせて歩くようだと、それは瞑想ではなく、「イチ、ニ、イチ、ニ」のリズムで歩く「行進」と変わらないものとなってしまいます。小さな違いのようですが、**瞑想と行進は、まるで別ものです。**

これは呼吸瞑想をするときにもよく見られる勘違いです。「吐くぞ」と思ってから息を吐いて、「吸うぞ」と思ってから息を吸うようだと本来の呼吸瞑想ではないし、おそらく呼吸もギクシャクして苦しくなるでしょう。

日本を代表するマインドフルネスの研究者であられる、早稲田大学の熊野宏昭教授も「自然な呼吸をするときに空気が出たり入ったりする様子を、ただ追いかけてゆくように」と言っています。

「数息観《すそくかん》」は、坐禅を組んで自分の呼吸を静かに数える瞑想ですが、これも息をするのにあわせて「ひとーつ、ふたーつ」と数えるようにします。

感覚を分けること、追いかけることを意識すると、ふだん街中を歩いているよりもスピードは極端に遅くなりますが、それでいいのです。したがって「**マインドフル・ウォーキング基本編」は屋内向きです。外を歩きたいときは、ふだん通りに歩くか、のちに紹介する「マインドフル・ウォーキング応用編」で歩いてください。**

瞑想の入り口として、とても始めやすいマインドフル・ウォーキングですが、こうやって考えていくと、実に奥が深いのです。

雑念は「ラベリング」で追い払う

たった1回のウォーキングで全ての悩みが解決するなんて、ウソみたいなことを言うつもりはありません。でも、まずは歩いてスッキリする、という体験をしてみてほしいのです。歩くモチベーションもわいてくるはずなので、きっと続けられます。

「足の感覚に注意を向け続けるのってけっこう難しいですね」という声も聞きます。でも、心配はいりません。100人いたら100人が同じことを感じるはずです。

人間はそもそも、長い時間1つのことに集中するのが苦手です。足に注意を向けているつもりが、「明日の会議、気が重いな」「また上司に叱られちゃったな」といったネガティブな想念が浮かび、マインドワンダリングが始まる。それが当たり前なのです。

大切なのは、そんなときに、もう1度集中するためのコツを知っているかどうか。そこで**「ラベリング」（言葉のラベル貼り）**というテクニックを紹介しましょう。コツといっても、雑念が浮かんだら心のなかで「雑念、雑念」と何回か唱えるというだけ。

これはマインドワンダリングを瞬間的に止めることが目的です。そうして、「よし、ウォーキングに戻ろう」と、ふたたび足の感覚に意識を向ける。雑念が浮かぶ度にラベリングをすれば、何度集中が途切れても、結果として長い時間、集中することができます。ネガティブな想念が出てくるほど、それに「気付いて、止めて、戻す」ことをする頻度も高くなるわけですから、集中が途切れたら「マインドフルネスが深まるチャンス！」と思ってください。

マインドフル・ウォーキングは続けることが前提です。「歩いたら脳の疲れがとれて、心も軽くなった」で終わっては、単なるリラクゼーションです。それでもいいのですが、マインドフルネスは「現代を健やかに生きる」ためのものであることを思い出してください。

禅僧が目指している理想も、行住坐臥《ぎょうじゅうざが》（歩き、活動し、臥す、日常の振る舞い）、生活の全てに、意識を向けられるようになることです。外出するとき、何となくドアを閉めるのではなく大切に閉める。シャワーを浴びるときも自分の身体をお湯が伝っていくのを感じる。それが、丁寧に暮らす、「幸せに生きる」ということだからです。脳科学の研究でも、目の前のことに集中している人ほど幸福感が高く、「心ここにあらず」の人ほど幸福感が低いことがわかっています。

歩く瞑想　～基本編～

曹洞宗や臨済宗などの禅宗の修業には、坐禅の合間に行う「経行《きんひん》」という歩行瞑想があります。

坐禅で固まった足の筋肉をほぐす目的もありますが、それだけならふつうのストレッチや散歩でもよいはずです。なぜあえてマインドフルに歩く「経行」をするのでしょうか？

それは坐禅と坐禅の合間の時間すらも、瞑想を途切れさせず、修行を続けるためなのです。私たちのふだんの生活においては、デスクワーク中は様々なタスクを同時処理しなければならず、瞑想とは程遠い状態になってしまいます。だからこそ、そんな仕事の合間に歩行瞑想で脳をリフレッシュさせることが大切になってくるのです。

最初は、ある程度時間のあるときに公園などで、ゆったりした気分で始めてみましょう。ある程度慣れてきたら、通勤・通学や移動時間、昼休みなどに歩く瞑想を取り入れると、日々のリフレッシュになります。

歩く瞑想が習慣になり、続けた結果、まるで「自分の存在すべてが足と一体化したような境地」を体験できたら、あなたはもう立派な瞑想の達人です。

歩いている最中に雑念が浮かび、足の感覚から注意が離れてきたら、**「ラベリング」**（52ページ参照）を行いましょう。私を含め誰でも、１００人いれば１００人、必ず雑念が浮かんでくるものです。気にせず、「雑念、雑念、雑念」と唱えてから、ウォーキングに戻りましょう。

では、実際に歩いてみましょう。まずは基本のマインドフル・ウォーキングです。

ふだんよりもぐっとゆっくり歩きながら、足の感覚に意識を集中してみてください。歩幅はごく小さくてかまいません。バランスが不安定になりやすい方は、肩幅くらいに足を開いて行うと良いでしょう。クリニックの患者さんを指導するときは、**長さ１８０㎝のヨガマットの上を1往復2分程度かけて**歩いていただいています。

ポイントは**「分割」**です。かかと、つまさきの順番で床を離れ、足の裏が体重から解放される。空中に浮いた足が移動し、かかとから着地、床の感触が戻ってくる。一歩一歩、感覚を分割して、細かく確認するようにします。

歩く瞑想　基本編

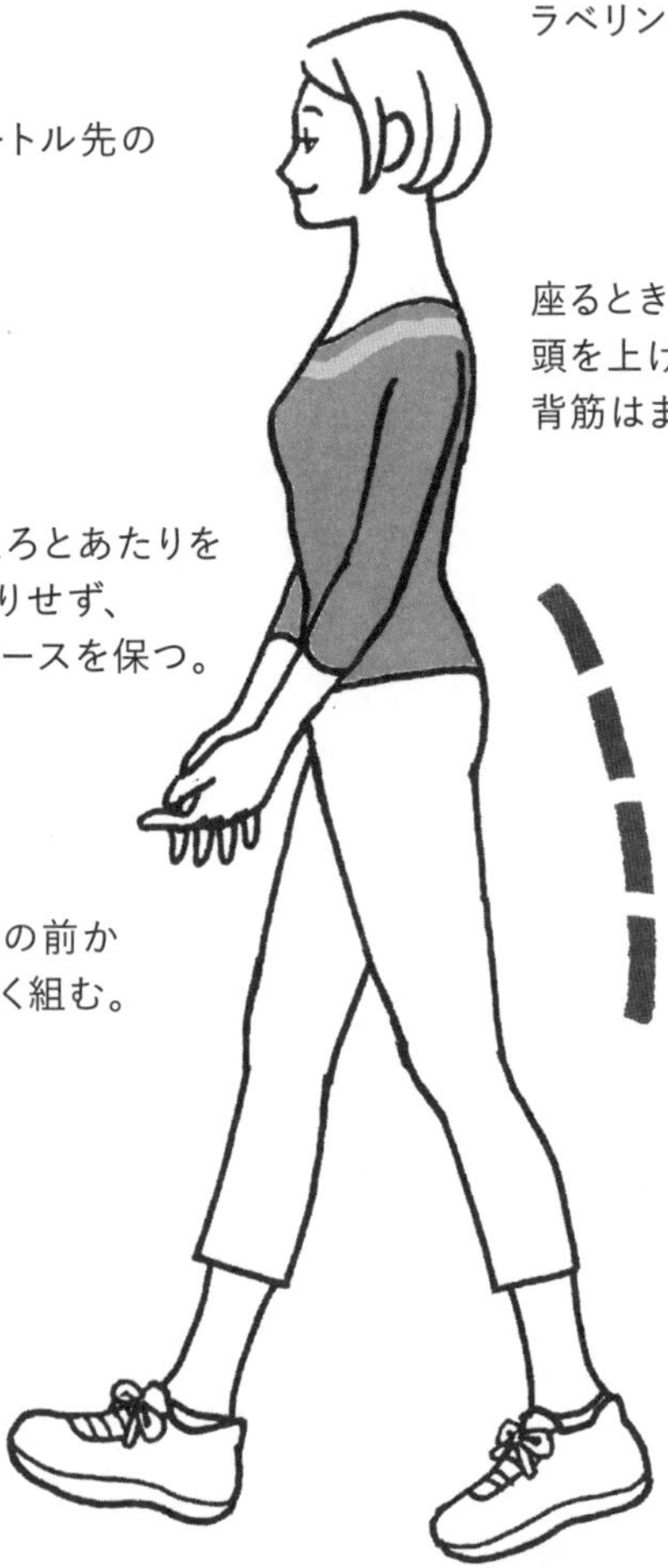
歩行に集中して
他のことは考えない。
雑念が浮かんだら
ラベリングを行う。
目線は
3〜4メートル先の
地面に。
座るときと同じように、
頭を上げ、
背筋はまっすぐ伸ばす。
きょろきょろとあたりを
見回したりせず、
一定のペースを保つ。
両手は体の前か
後ろで軽く組む。

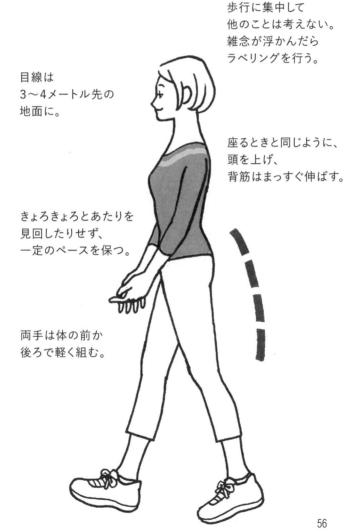

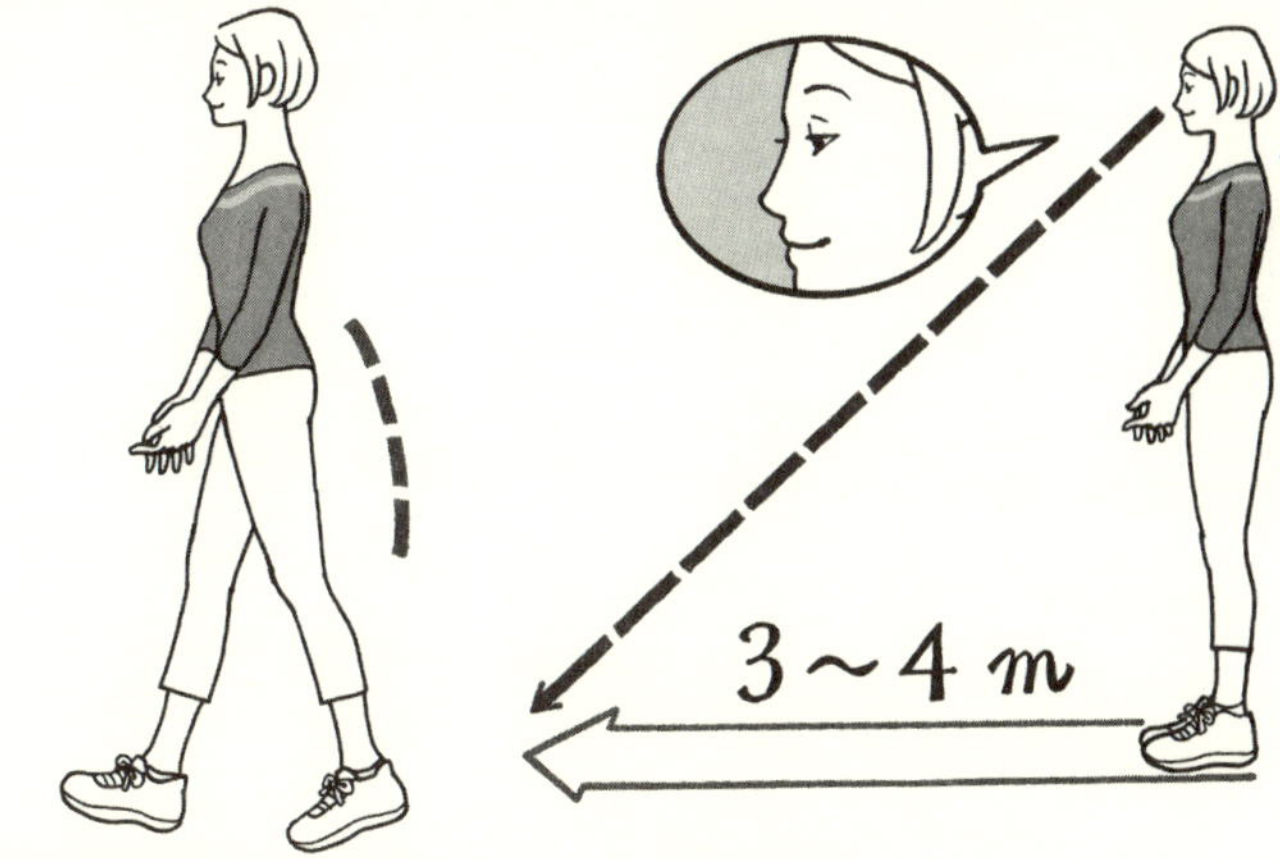

①背筋を伸ばして、まっすぐ立ちます。3～4メートル先の地面を見て、目は半眼《はんがん》。背筋が丸くなるので、足を見ないようにしましょう。

②ゆっくり歩き出します。「かかとが上がる」「つま先が上がる」「移動する」「足が着く」のを感じ、心の中でその通り唱えながら歩くと、感覚がつかみやすいはずです。

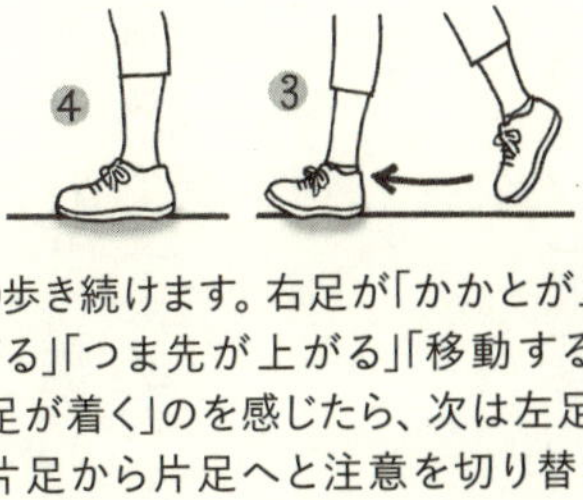

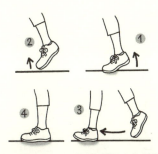

③歩き続けます。右足が「かかとが上がる」「つま先が上がる」「移動する」「足が着く」のを感じたら、次は左足。「片足から片足へと注意を切り替える」作業も、マインドフル・ウォーキングのポイントです。注意を切り替える能力は、雑念がわいたとき、それに囚われず目の前のことに集中し直す能力につながり、マインドワンダリングから抜け出すために欠かせません。

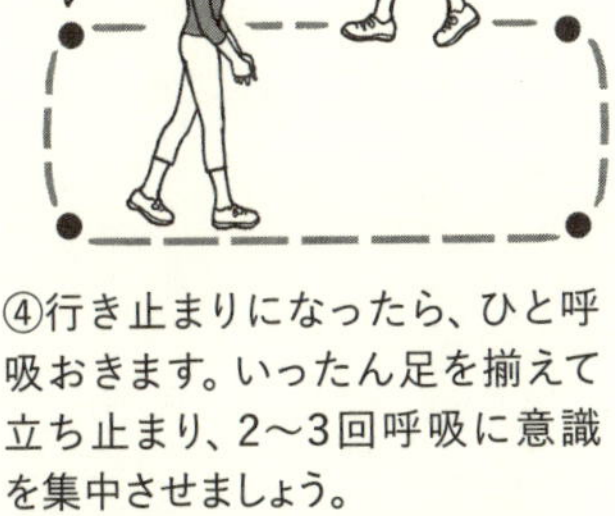

④行き止まりになったら、ひと呼吸おきます。いったん足を揃えて立ち止まり、2～3回呼吸に意識を集中させましょう。
方向転換し、また歩き始めます。

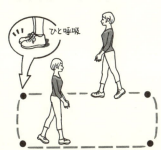

歩く瞑想　〜応用編〜

ゆっくり歩く「マインドフル・ウォーキング 基本編」に慣れたら、今度はふつうのスピードで歩く「応用編」をマスターしましょう。買い物や散歩などのちょっとした外出も、応用編をマスターすれば、瞑想の時間に早変わりします。

忙しく動き回っているビジネスパーソンも、基本編より応用編のほうが実践しやすいようです。「忙しくて時間がとれない！」という状況や気分でも、やりやすいからです。

ベトナムの禅僧で瞑想指導者のティク・ナット・ハン師は、もう何十年も、生活場面に取り入れやすいこちらの瞑想を、世界に広める活動をしています。

例えば、人混みのなかを急がないとならず、遅刻しそうでイライラしたときや、不安で

たまらないとき、上司に心ない言葉を投げつけられたときなども、マインドフル・ウォーキングを取り入れることで、心の平穏を保てるようになります。

不安やイライラ、怒りで心が揺れているときというのは、いわば荒海のようなものです。**しかし、怒りやイライラの感情は、続くとしても6秒がピークであることがアンガー・マネジメントの研究でわかっています。無理に感情を抑えつけるのではなく、歩きながら瞑想することで、心のバランスが整い、冷静さを取り戻すことができるのです。**

基本編との違いは、「足の裏の感覚」というより、「歩行と呼吸のリズム」に注意を向けることです。

では、やってみましょう。

歩く瞑想　応用編

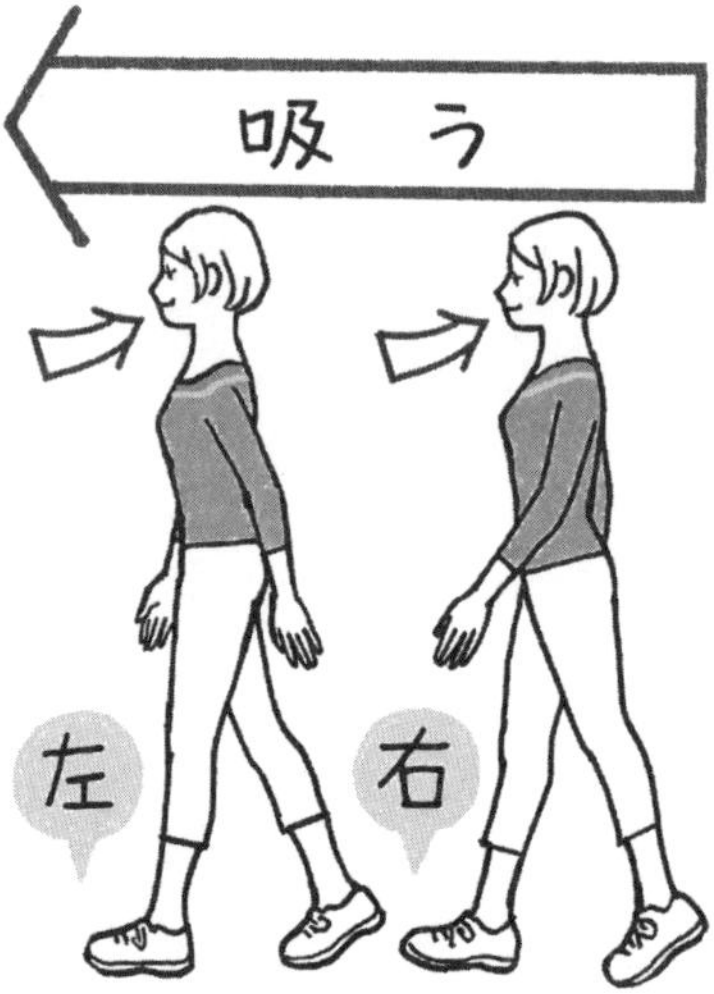

①右足、左足と2歩歩きながら、一度息を吸います。

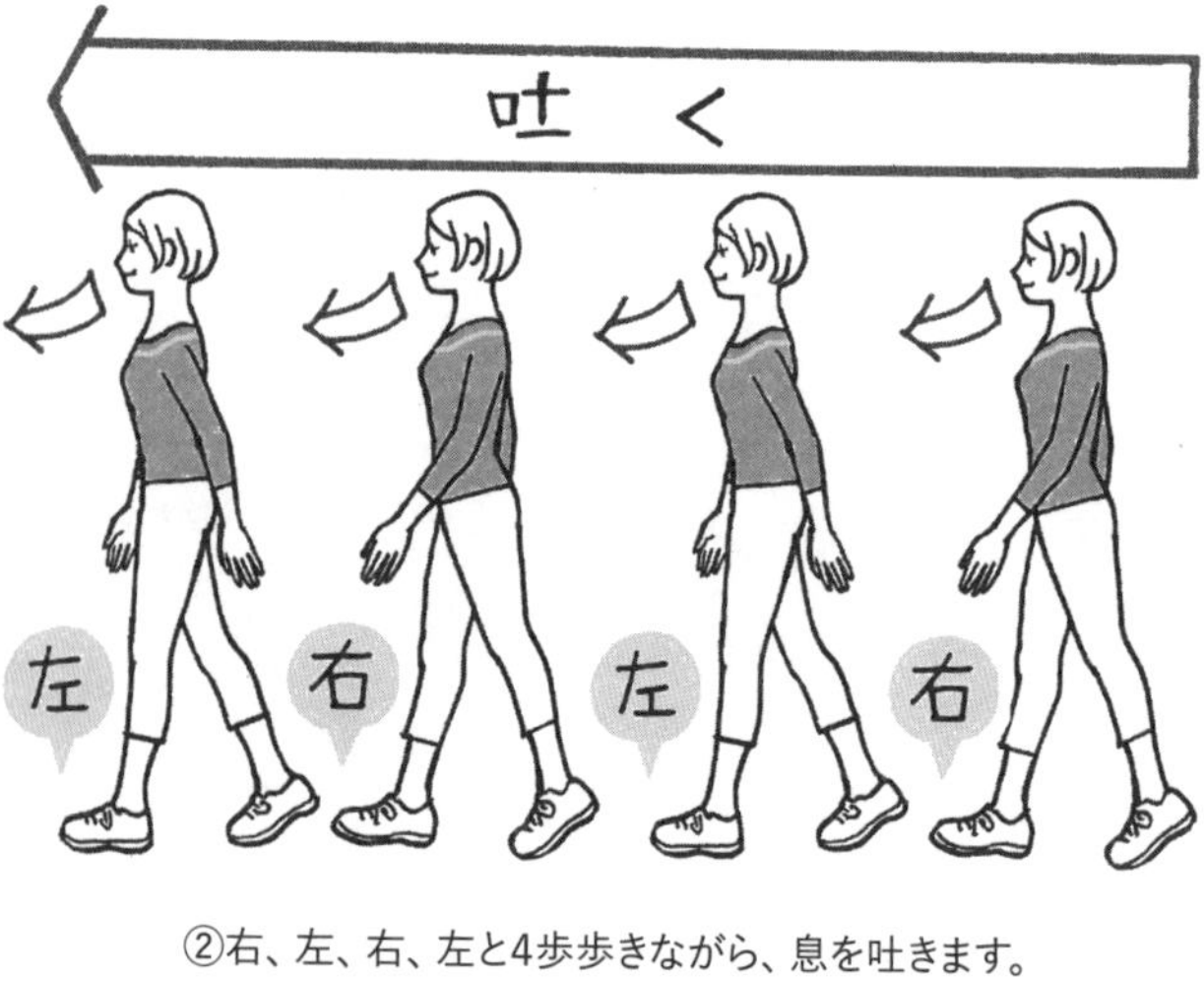

②右、左、右、左と4歩歩きながら、息を吐きます。

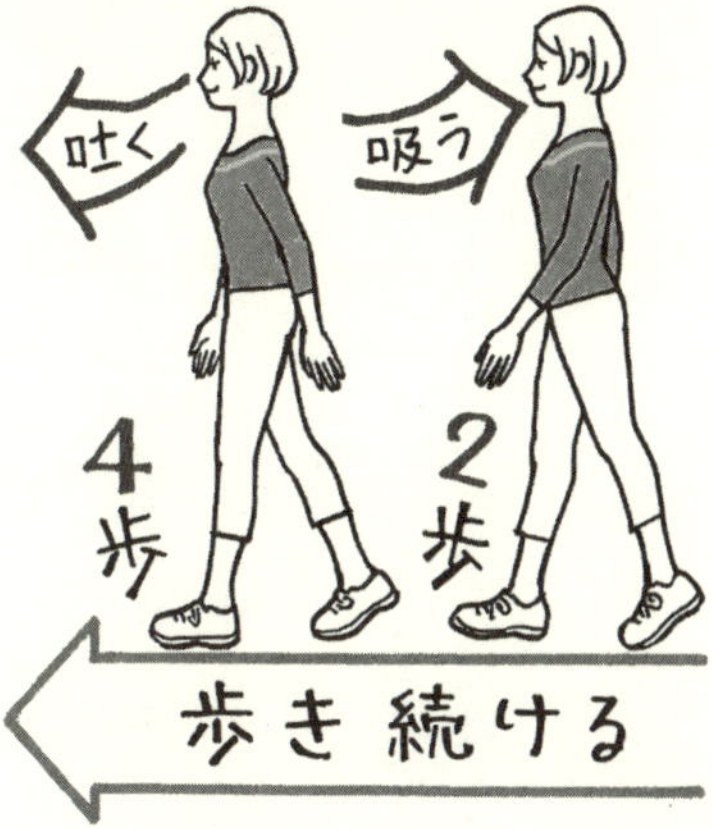

③「2歩で吸い、4歩で吐く」というリズムを固定して、歩き続けます。

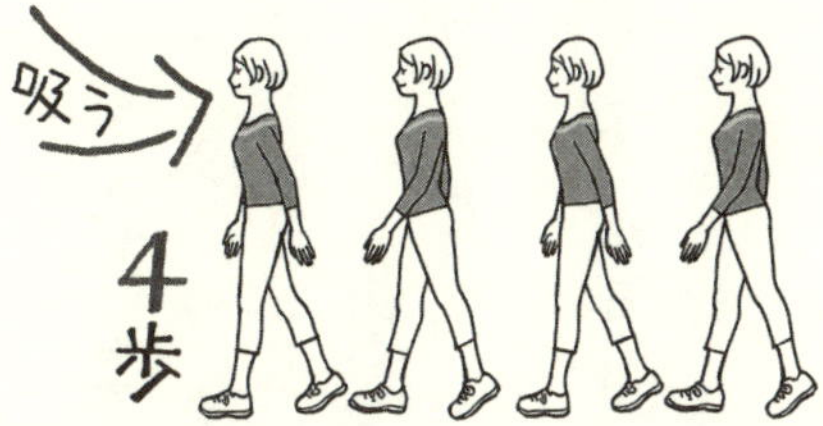

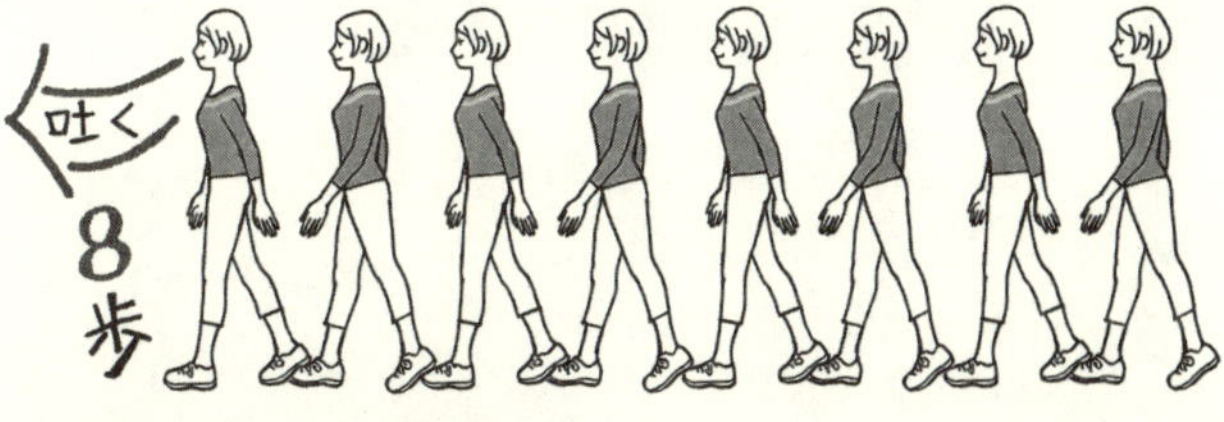

④自分のペースで歩き続けます。
「2歩で吸い、4歩で吐く」にこだわらず、「4歩で吸い、6歩で吐く」「2歩で吸い、10歩で吐く」など、心地よく呼吸できるリズムを見つけてください。

私自身は「4歩で吸って、6歩で吐く」ペースが合っているようです。

吐くほうを少し長めにすると、リラクゼーションや集中力を高める効果がアップします。


2歩、4歩、6歩と、偶数の単位で歩いたほうが、呼吸のたびに左右の足が入れ替わることがないため、リズムを守りやすいです。

たまには野山で　～リトリートのすすめ～

都会から離れて山や高原、海辺など非日常の空間に身をおくと、それだけで日常の悩みを忘れられ、頭の中がリフレッシュできるものです。

これを**「リトリート」**といいます。「避難」「退却」「修養」といった意味を持つこの言葉が示すように、日常の慌ただしさから一旦距離を置き、大自然の中で自らの存在と向き合うことが、現代人にはとりわけ必要なのです。

マインドフル・ウォーキングにおいても、「ふだんとは違う場所で歩く」ことによって、瞑想の効果が顕著に現れやすくなります。休日に野山を裸足で歩くなんてことができたら最高に気持ちがよさそうだけど、わざわざ遠出する時間がとれない、という人も多いはずです。

自宅のそばに、〝プチリトリート〟ができる空間はありませんか？

私自身は、自宅から車でほんの5分か10分で行ける、目の前に工業地帯が広がる埠頭に行き、瞑想することで頭をリフレッシュさせています。

プチリトリートに適しているのは、他人の視線を感じない場所や、他人に話しかけられない場所などですが、**一番良いのは、鳥のさえずりや風の音、川のせせらぎなど、自然を感じられる場所です。**というのも、自然の音や風、香りなどは絶えず変化していて、複雑な「ゆらぎ」があります。

この「ゆらぎ」がいいのです。一時期流行した「1／fゆらぎ」がまさにこれを示しています。1／fゆらぎとは、「川の流れ」「雨音」「そよ風」「波の音」といった、およそ自然界を構成するあらゆる物に見られる不規則なリズムです。「森羅万象の足音」とでも言えるでしょうか。このゆらぎを感じているということは、私たちは大自然の一部であり、大自然に守られているということを意味します。

ところが、時としてあまりにも機械的、規則的なリズムを体験すると、このゆらぎが乱れたと脳が認識します。すると脳は、「自然ではない、何か大変なこと、恐ろしいことが起きようとしているのではないか」と判断をして、自覚できない深層心理のレベルでストレスを発生させることになるのです。

マインドフル・ウォーキングの際にはぜひ、片足ずつ注意を向けることと同時に、周囲の景色や風の感触、小鳥のさえずりなど、移り変わっていく自然の「ゆらぎ」を感じてみましょう。それが、「気持ちを切り替える力」を養ってくれます。

こうした条件を満たすお気に入りの散歩コースを近所に見つけるのも、また楽しいかもしれません。

わざわざ野山に行かなくても、ゆらぎを感じることはできます。街中の散歩コースも、日によって条件が全く変わります。晴れの日、雨の日、交通量の少ない日、多い日もありますし、公園に咲く花も、頬をなでる風の香、強さ、湿度なども季節ごとに変わる。それも「ゆらぎ」なのです。

ちなみに、こうしたゆらぎを感じるためにも、**ウォーキング中は音楽をイヤホンで聴いたりしないのがポイントです。音楽以外の情報がシャットアウトされてしまいますから。**

それから、**できれば1人で歩くほうがいいでしょう。**友だちと待ち合わせておしゃべりしながら一緒に歩くのも楽しいですが、残念ながら、足の感覚に集中するのは難しくなってしまいます。歩いた分のカロリー消費と気分転換、健康増進は期待できるのですが、瞑想による効果は望めません。

カメラを持てば散歩も瞑想になる

歩くと頭がスッキリする、集中できる、悩みが晴れる。

もちろん、その通りなのですが、歩いているときの心地よさ、肌に感じる風の気持ちよさ、目に飛びこむ緑の鮮やかさも、存分に味わってほしいと思います。それは「生きていることは素晴らしい」という感覚を私たちに思い出させてくれるものです。

考えみれば、不思議なことかもしれません。自分の足に感覚を集中させて歩いているのに、やがて気持ちが広々としてきて、私たちを取り囲んでいる世界の豊かさに気がつく。それはまるで自分の知覚が一新されたような気がするほどです。

マインドフルネスでは、これを「**アウェアネス**」（＝「**気づいている状態**」）といいます。

じつは、歩く瞑想や呼吸瞑想をしていると「音が気になってしょうがない」という人が珍しくありません。私が勤めるクリニックでもそうです。診察室には置時計がありますが、ふだんは誰も気にとめません。ところが瞑想を始めると、カチカチと耳鳴りするぐらいにうるさく聞こえてくる、というのです。

脳科学でいうと、これはフォーカスト・アテンション瞑想（集中瞑想）からオープン・モニタリング瞑想（洞察瞑想）へ、上座部仏教（タイやミャンマー、スリランカなど南方系の伝統仏教）の世界でいうサマタ瞑想からヴィパッサナー瞑想へ、といった変化にあたります。

簡単にいうと、歩き続けているうちに知覚が鋭敏になり、生き生きとした、ありのままの世界を感じられる状態に入るのです。世界の美しさ、生命の豊かさを慈《いつく》しむように歩くのが楽しい、気持ちがいい、そんな心の状態になれるのです。

忘れないでほしいのは、オープン・モニタリングの感覚をつかむためにも、まずはフォーカスト・アテンションが欠かせない、ということです。

音楽を聴きながら、SNSをチェックしながらでは瞑想にならず、ふつうの散歩と変わらなくなってしまいます。

ただし、マインドフル・ウォーキングができない、楽しくないという人には、「**カメラ**

を持って散歩してください」とすすめています。カメラを片手に歩いてみると、「こんなにも綺麗なものがあるのに、ふだんは通り過ぎていたのか」と気がつきます。

「それならスマホのカメラでいいじゃないか」と思われるかもしれませんが、そうではありません。スマホで撮った写真は、すぐにSNSにアップしたり、アプリで加工したり、アルバム機能で整理したくなるからです。

SNSで「いいね！」をいくつもらえるかな、なんて考えるのは帰宅してからにしましょう。歩いている最中は、ただ、そこにあるものに目を向けて、素敵な被写体を探してみてください。

「青空から自分を見る」感覚へ

前項で、歩いているとフォーカスト・アテンション瞑想(集中瞑想)からオープン・モニタリング瞑想(洞察瞑想)へ、サマタ瞑想からヴィパッサナー瞑想へ切り替わる、という話をしました。この感覚を、もう少し詳しく説明しておきましょう。

歩く瞑想をすると、脳内のデフォルト・モード・ネットワーク(DMN)の働きが抑えられ、心が落ち着きます。これがフォーカスト・アテンション瞑想の際にみられる脳内メカニズムの一つです。足の裏の感覚に集中していることから、「自分のなかに閉じこもっている」かのようなイメージがあります。

ただ、それればかりではありません。さらに歩き続けていると、セイリエンス・ネットワーク(SN)の働きも、活性化し始めるのです。

セイリエンス・ネットワークは、デフォルト・モード・ネットワークとセントラル・エグゼクティブ・ネットワーク(CEN)を切り替える機能を担っていますが、同時に、さまざまな気づきを促す働きを持っています。これにより知覚が鋭敏になり、生き生きとした、ありのままの世界を感じられる状態に入るのです。これがオープン・モニタリングです。文字通り、「自分のなかに閉じこもっている」より「自分が開いていく」ほうが、より近いと言えるでしょう。

上座部仏教やヨガなど、インド発祥の伝統的瞑想により近い世界で言えば、足の裏という特定のものに意識を集中させることで雑念を払うのがサマタ瞑想。鳥のさえずりや青空の美しさといった、あらゆる刺激に対して開かれていくのが、ヴィパッサナー瞑想です。**ヴィパッサナー瞑想はインドにおける最も古い瞑想とされ、それこそ何十年と修行している人がいるぐらい、奥が深いものです。マインドフル・ウォーキングは、その一端に触れられる瞑想としても、おすすめできます。**

鎌倉市稲村ヶ崎にある一法庵の住職、山下良道師は『青空としてのわたし』(幻冬舎)という本のなかで、そのときの感覚を「青空から見る」と表現しました。

つまり、自分を俯瞰《ふかん》している、ということです。まるで自我がなくなり、空と自分が1つに溶け合ったような気持ちで、ちっぽけな自分を遠くから眺められるようになる。すると、悩みも苦しみも消えてしまう、というのです。

呼吸瞑想

いつでも・どこでもできる瞑想として、呼吸瞑想も覚えておきましょう。

1日の始まりに、あるいは仕事中の気分転換に、就寝前にと、あらゆるタイミングで悩みを手放し、ニュートラルな状態に心を整えることができます。

一般的には最初は2～3分、慣れたら10分～30分くらいするのがよいとされているのですが、決まりはありません。文字通り「一息いれる」ことで、脳の疲れがとれます。

私たちは生きている間、ずっと呼吸をしていますが、呼吸瞑想がいつもの呼吸と違うのは、ふだんは無意識にしている呼吸に意識を向けて、「感じる」ことだけです。呼吸をコントロールしようとすると、かえって呼吸が乱れてしまいますから、感じるだけでいいのです。

時間と同じように、場所にも決まりはありません。瞑想というと、「お寺のように静かな場所で、座布団を用意して坐禅を組んでするもの」と思い込んではいませんか？

ここでは移動中やオフィスでもできる「**椅子坐禅《いす》**」を紹介しましょう。

初めて行うときは、自宅や周りに人のいない公園など、周囲の刺激や変化にじゃまされることのない静かな場所を選びましょう。できればスマホや携帯はオフにするか着信などの通知がされない設定にして、ゆったり取り組みましょう。

いつすればいいかというと、**一番のオススメは朝です。** 朝日を浴びて目覚めると、睡眠ホルモンと呼ばれるメラトニンの分泌がストップし、すっきりと気持ちよく一日を始めることができます。

また、夜、寝る前に行って、朝から晩まで膨大な情報にさらされた脳をリセットすると、ぐっすり眠れます。

衣服は、暑すぎず涼しすぎず、体を締め付けないもので行ってください。

食事やトイレはすませておき、おだやか・やすらかな心の状態で行うのが理想的です……とはいっても、そういう日ばかりなら誰も苦労しませんよね。職場でイザコザがあったり、家庭でもめごとがあったりして心がざわざわしているほうがふつうかもしれません。

「今日もすごく疲れた……体を動かす気分じゃないけど、なんか頭ばかり冴えちゃって落ち着かないし、モヤモヤするな」といったときも、ぜひ試してみてください。

呼吸瞑想（椅子《いす》坐禅）

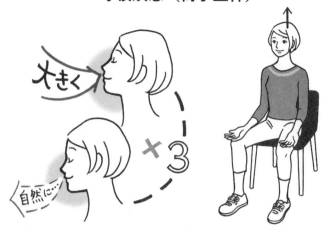

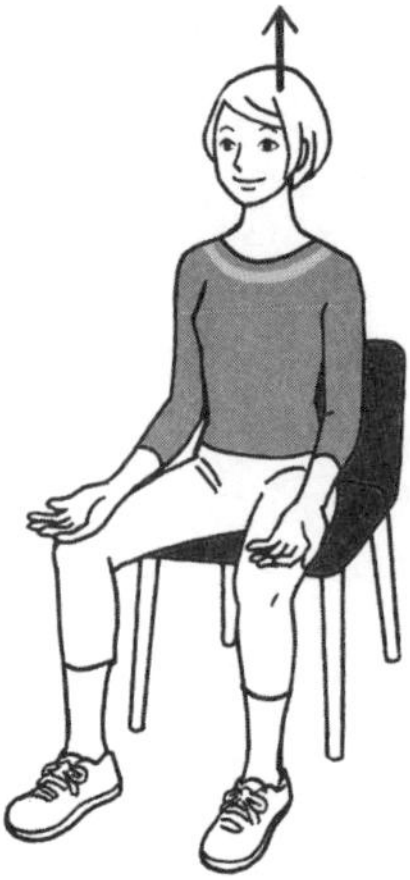

①両足を少し空け、椅子に座ります。頭上から1本の糸で釣られているようなイメージで背筋を伸ばします。
両手は、膝の上に置いても、組んでもかまいません。

②3回ほど大きく深呼吸します。新鮮な空気をいっぱいに吸い込み、自然に吐き出します。

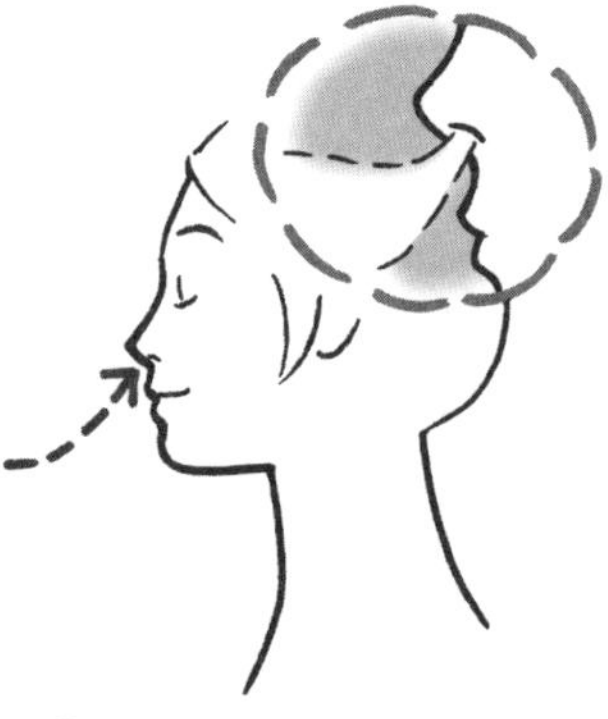

③ここからはありのままの自然な呼吸を続けてください。そして、鼻を流れる空気を観察します。無理に深く息を吸おうとか、長く吐こうなどと考えず、ありのままの呼吸を感じるようにします。

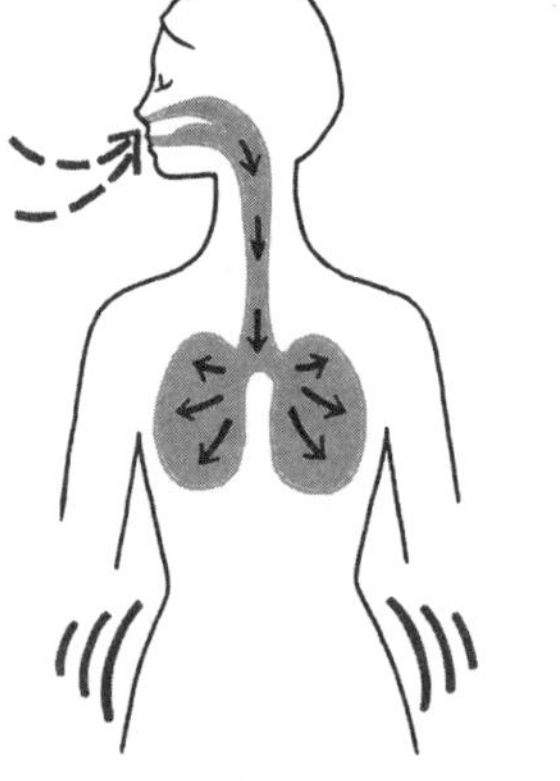

④鼻を流れる息の出入りが感じられにくい方は、肺やお腹の動きを観察し、ふくらんだりしぼんだりするのを感じるのでも結構です。どちらか一方の方法に決めて続けるのがよいでしょう。
続けられるだけ続けましょう。

こうしてじっと座っていると、

「お腹が空《す》いたな」

「なんであんなミスしたんだろう」

「どうしてもあの一言は許せない」

などと雑念が浮かんでくることがあります。

しかしこれは誰もがぶつかる悩み。自分を責める必要はありません。

「空腹」「ミス」「怒り」といったフレーズを心のなかで繰り返したら、そこで雑念を追いかけるのをやめる。これもラベリングのテクニックです。

そして「呼吸に戻ろう」と唱え、呼吸の観察に戻ります。

これを、雑念が起こるたびに何度でも繰り返しましょう。

住職だって歩きに出かける

精神科のクリニックでは患者さんを治療し、お寺では瞑想を教えている私にも、囚われや悩みがたくさんあります（修行が足りませんね……）。

そんな私は時折、リトリートをかねて、登山やハイキングに出かけます。

東京都青梅市の御岳山《みたけさん》というところは、私のお気に入りの1つです。大して高い山ではないし、ケーブルカーで頂上近くまで登ることができるので、誰にでもおすすめできるハイキングコースになっています。

面白いのは、山の上一体が大きな神社「武蔵御嶽神社」を守る聖地になっていて、神主さんたち何十家族が、それぞれ一軒ずつ宿坊を開いているところです。そこに泊めてもらい、坐禅を組んで、自分と静かに向き合う時間はとても贅沢で、私にとって、何よりのリトリートになっています。

「お寺の住職が神社に参拝する」というのは奇妙に思われるかもしれませんが、幼少期から自宅のお寺の隣の敷地で営まれる、地元の神社の夏祭りが一番の楽しみだった私は、神様も神社も好きなのです。

そうかと思えば、教会を見て回っては、美しいステンドグラスを眺めたりしています。**信仰の場は、訪れた人たちがみな、祈りに没頭して心が洗われたような気持ちになって帰っていけるよう、考えてデザインされています。**

その意味で、日本の宗教に垣根はありません。仏教徒が神社をお参りしてもいいし、キリスト教徒が坐禅を組んでもいいのです。

ですから、特定の信仰の有無にかかわらず、家の近所にあるお寺、神社、教会などをウォーキングのコースに取り入れるのは、とてもいいことだと思います。

とくにお寺や神社は、少し標高の高いところにもありますね。階段を何百段と上り下りするのは疲れるかもしれませんが、かえってそれが「今、この瞬間」に意識を集中する助けになります。足にかかる身体の重さ、少しずつ筋肉に乳酸がたまってくる感じに、注意を向けてみてください。

そう考えれば、社寺の境内を100回往復する「お百《ひゃく》度《ど》参《まい》り」なども、瞑想そのものだと言えるでしょう。

瞑想になる運動、ならない運動

マインドフル・ウォーキングは、ウォーキングと名付けられてはいますが、その実、運動というよりも「瞑想」であることがポイントです。

長い時間歩いてカロリーを消費するより、歩いている足に感覚を向けて、瞑想状態に入ることが目的です。それによって、頭がすっきりする、集中力や判断力が高まるといった、通常の運動にはない効果が得られるのです。

マインドフルネスは、こうした「人間がふだん当たり前にやっていること、無意識のうちにしていることに、あえて心を向ける」ことが出発点になります。

禅の世界には、歩く禅（歩行禅）のほかにも、座る禅（坐禅）、寝る禅（寝禅《しんぜん》）、食べる禅（食禅《じきぜん》）などがあります。こうした「当たり前の行動」に意識を向けてみると、それは全て、禅になる。修業を積んだ禅僧などは、生活の全てが瞑想（生活瞑想）になっています。

逆に、意識して学習的に取り組まなければならないものは、それがどれだけ面白く健康増進にも役立つとしても、瞑想の対象にはなりにくいと言えます。

例えば、フットサルは人気もあって面白いスポーツですが、マインドフルネスからは離れてしまいます。「どう攻め、守り、勝つか」という戦略が求められるスポーツは、さまざまな情報を同時に処理しなければならず、マインドワンダリングの要因になります。

同じ理由で、野球やサッカー、テニスなども不向きです。「こう打ってきたら、こう返そう」などと身構えている状態は、デフォルト・モード・ネットワークが活性化してしまいます。

野球のイチロー選手、テニスのジョコビッチ選手など、瞑想を習慣にしているプロ選手が多いのは、これらの対戦型スポーツではそれだけ雑念が浮かびやすく、集中するには高い精神的スキルが必要であることの表れでしょう。

もっとも、スポーツのなかにも、マインドフルネスに近い効果を得られるものがあります。それは、同じ動作を繰り返すものや、次の動作が予測できるもの。例えば、ランニング、水泳、ゴルフなどです。

ランニングをするときは、こんなふうにしてみてください。

走る前に、腹筋やもも上げなど、比較的強度の高い運動を20秒ほど行います。そのあと、呼吸瞑想（70ページ参照）を1～2分。脳科学的に見ると、これは交感神経を高めてから副交感神経を高めるということをしています。すると、1章で触れた「マイクロバースト」現象によって、深く集中できます。

その上で、呼吸のリズムや足の動きに意識を向けながら走ると、心が落ち着きます。名付けて、**「マインドフル・ランニング」**です。

ゴルフは**「打ちっ放し」**が瞑想とよく似ています。ナイスショットが出たときは「無心で打てた」と言いますね。それだけ他人の目を気にせず、自分の身体とボールに意識を集中させている。マインドフルネスそのものです。

水泳は、私も気に入っています。

周りの人を気にしなくてすむぐらいにプールが空いていて、なおかつ泳ぐのが苦手でなければ、これも深い集中を味わうことができます。水泳がいいのは、規則的で決まったタイミングでしか息つぎができないので、おのずと呼吸と手足のリズムが同期し、正しいフォームをなぞるよう手足に注意を向けているところです。呼吸瞑想と歩行瞑想、2つの要素を兼ね備えたスポーツです。

ただ、スピードを出しすぎると意味がありません。心地よさを感じる、自分に合ったスピードを見つけることが肝心です。私はシニア世代の方々がゆっくり泳いでいるコースを選び、一緒に泳がせてもらっています。


さて、今挙げたスポーツには、他人と競い合うスポーツではないという共通点があることに、お気づきでしょうか。

他人の目を気にしなければ、それだけ自分の感覚に意識を向けられる、ということです。

剣道、弓道、空手、合気道などと「道」がつくスポーツには、禅の精神が生きていますが、いずれも相手と強さを競うというより、型の美しさの追求、精神修養の意味あいが大きく、「強さ」はさほど重要視されません。そのためにマインドフルネスの効果が高いのです。

もちろん、同じ空手でも演武を目的とする「型《かた》」とは対照的に、対戦型の「組手《くみて》」では直接的な勝ち負けがともないますが、日本の武道で重要とされるのは「相手に対する礼」です。禅の教えである「和合」の精神が、武士道精神としてスポーツの中にも息づいているのです。

呼吸か歩行か、あなたはどっち

呼吸瞑想、歩行瞑想はいずれも万人向きなマインドフルネス実践法だと思いますが、「こういう人は呼吸瞑想向きだな」というケースもあります。

例えば、**頑固な人**です。足の裏に注意を向ける歩行瞑想に比べて、注意を向けることが難しく、雑念が生じやすいのが呼吸瞑想ですが、頑固な人には、しつこく雑念が出てきても追い払い、呼吸瞑想に戻れる辛抱強さがあります。

それに対して、**落ち着きがなく、コロコロ気が変わるタイプの人は、より注意を向けやすい歩行瞑想のほうがやはり向いていると思います。**私が指導するときは、その人のパーソナリティを見て、どちらかをすすめるようにしています。

もっとも、瞑想するときに一番邪魔になるのは、「〜しなくてはいけない」という囚われです。「マインドフル・ウォーキングは絶対にこうやるべき」とか、「頑固な人間は絶対に呼吸瞑想」とは思わないでください。

これまでにマインドフルネスに触れたことがある人は、もしかすると「川野はずいぶん『ゆるい』ことを言うんだな」と感じるかもしれません。そうなのです。マインドフルネスを指導する人間としては、私はずいぶん「ゆるい」ほうだと思います。

一番厳しい指導者の一人は、おそらく米国マサチューセッツ大学医学大学院の名誉教授ジョン・カバットジン博士でしょう。彼は医学的なエビデンスを打ち立てるという使命もあって、8週間にわたる厳格なプログラムをつくりました。そこには歩く瞑想も呼吸瞑想も、前著『あるあるで学ぶ 余裕がないときの心の整え方』で紹介した「ボディースキャン」も全て含まれており、しかも「ボディースキャンを、眠気のために45分続けられないなら、冷水のシャワーを浴びてでもやりなさい」とまで言う。かなりストイックで、私も「そこまでやれば、確かに効果は出るだろうな」と納得させられます。

しかし近年は、そのうち1つの瞑想を、短時間にして取り出してもいい、という考え方が徐々に広まってきており、私も同じ考えの1人です。忙しい現代人の代表格である私たち日本人が実践するには、もっと適したやり方があるはずだと思うからです。

どんな人にも、やりようはあります。私にしても、毎日8千歩歩いたら多いほうですが、それで十分すぎるぐらいなのです。

2章のまとめ

◇ 部屋のなかでじっと悩んでるより、歩こう。

◇「緊張したら歩く」習慣をつけると、「歩くと緊張する」ようになってしまう。

◇ ふだんからリラックスして歩いていると、いざというときも、歩くとリラックスしやすい。

◇ ポイントは「感覚の分割」と「感覚を言葉で追いかける」。瞑想と行進はまったく別もの。

◇「ラベリング」で雑念を追い払う。

◇ 怒り、イライラのピークは、長くても6秒。

◇ “プチリトリート”に一番いいのは、自然を感じられる場所。

◇「イヤホンで音楽を聴きながら」「2人以上で」は、できれば避けたい。

◇ カメラを持って歩いてみよう。

◇ 歩く瞑想で、インドの最も歴史のある瞑想の一端にふれられる。

◇ 椅子坐禅の特におすすめの時間帯は、朝と夜。もちろん日中でも効果がある。

◇ 歩くコースに神社、お寺、教会を組み入れるのもおすすめ。

◇ ランニング、ゴルフ、水泳はマインドフルネスに近い効果を期待できる。

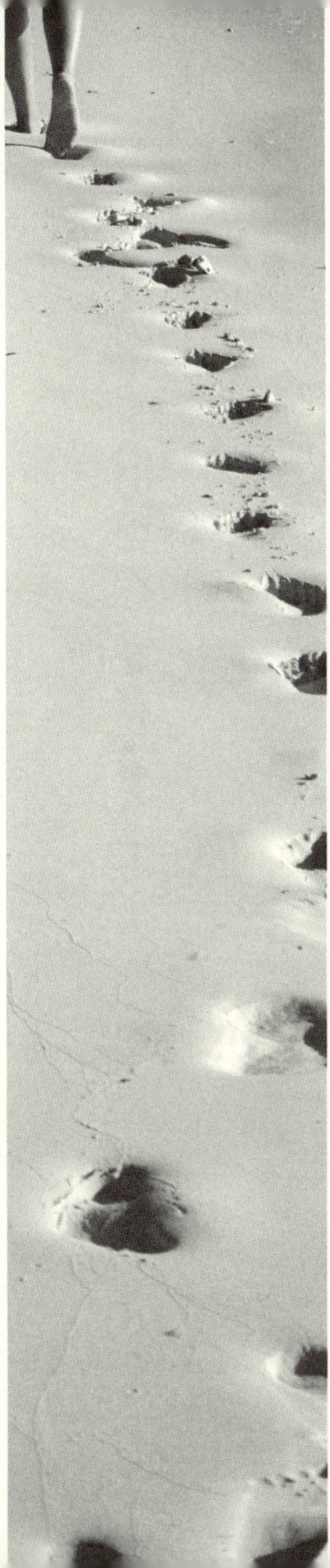

3章

歩くと視点が変わる

「ありのままの世界」を見よう

情報過多の渦のなかで、「心ここにあらず」の状態にあると、心身のエネルギーをどんどん消耗していきます。「今、この瞬間」ではなく、不安や悩みをあれこれ考えるばかりで心がいっぱいになり、物事をありのままに眺めることも難しくなります。

これが、いわゆる「視野が狭くなっている」状態です。メンタルブロック（思いこみ、抑止・制止する思考）が邪魔をして、自分が置かれた状況を客観的に眺めることができず、偏《かたよ》った考え方で他人を傷つけてしまうこともあります。

実は、文字通り視野が狭くなる病気があることをご存じでしょうか。

それは、過剰なストレスが原因で起こる管状視野狭窄《かんじょうしやきょうさく》というもの。中枢神経系のバランスに異常がおき、まるで円筒を目に当てたように視野が狭くなります。ストレスを自覚しにくい人や、ため込んでしまいやすい人によく見られる症状ですが、一見すると健康でも、「仕事のことがいつも頭から離れない」

「他人の意見なんて、聞くだけムダ」

という人は、本当に視野が狭くなり、小さな世界、自分だけの世界に囚われているのかもしれません。

認知心理学の用語では、自分を客観視する能力を「メタ認知」といいます。自分がどんな状況に置かれているか、正確に認識するには欠かせないものです。トラブルが生じたときも、メタ認知がなければ、ベストな選択にたどりつけないまま、やみくもに振り回されてしまうことでしょう。

マインドフル・ウォーキングは、こうした囚われから抜けだすためのエクササイズでもあります。

足の裏の感覚に注意資源を使い切れば、脳を休ませることができるし、メンタルブロックが外れ、物事をありのままに眺められるようになります。**「こうでなければいけない」というこだわり、思い込みからも解放されて、自由に生きられるようになる。続けているうちに、自分でも気づいていなかった思いや感情が、溢れるように出てきます。**

この「物事をありのままに見る」という感覚をつかめる、面白い実験があります。一人では難しいので、友人や家族を相手に、試してみてください。

まず、目をつぶって、足のつま先の感覚に注意を向ける。

そのまま目を開き、例えば「チューリップ」という文字を読む。

ふつうなら、そのとき花壇でチューリップの花が咲き誇っている様子や、童謡「チューリップ」のメロディが思い浮かぶはずです。

ところが、足のつま先に注意を向けていると、ただ「チューリップ」という文字が目に映るだけ。これが、ありのままに物事を見る、ということです。

管状視野狭窄の患者さんにも、「外の世界を歩いてください」とすすめることがあります。

ふだんは自分のデスクの上しか見ていない人も、野原で散歩したり、遠く水平線を見たりと、360度開けた世界に身を置いてみていただいたところ、段々と視野狭窄が改善したという経験もあります。

おそらく、多くの読者のみなさんは視野狭窄とまではいかないでしょうし、不安や悩みごとがあるとはいえ、おおむね健康的な暮らしをされていることでしょう。

それでも、**ふと「心が狭くなっているな」「自分の視点に囚われているな」と感じたら、**

部屋に閉じこもって考え込む前に、外の世界を歩いてみてください。広々とした空を見上げて、自分という存在がどれだけちっぽけかに気づくだけでも、メンタルブロックはゆるめられていきます。

すると、ありのままの世界、ありのままの自分を、眺められるようになる。何事にも囚われず、健やかに生きられるようになるのです。

マインドフルネスのルーツは禅にある、と言いました。

お釈迦様が、悟りを開いて最初にしたとされる「**八正道**《はっしょうどう》」という説法があります。これは人間に正しい生き方を教えるための8つの方法のことです。

正しく見る（正見）、正しく考える（正思）、正しく語る（正語）、正しく行動する（正業）、正しく生活する（正命）、正しく努力する（正精進）、正しく意識する（正念）、正しく心を整える（正定）。

マインドフルネスは、このうち「正念」を英語で表現したものです。そして「正見」は、まさしく「物事を正しく見る」という意味を持っています。

お釈迦様も、物事をありのままに見つめる大切さを、遠い昔に説いていたのです。

「白黒はっきりつけない」生き方で楽になる

歩くとメンタルブロックが外れて、物事を俯瞰できるようになっていきます。簡単に言うと、自由に生きられるようになる、ということです。歩いているうちに、いつしか「こうあるべき」という縛りからも抜け出せるからです。

25ページで「意図的に、今この瞬間に、評価や価値判断をせずに、注意を払うこと」「マインドフルネスは価値判断をしない」というマインドフルネスの定義を紹介しました。

これは仏教でいう**「無分別《むふんべつ》」**の考えにあたります。

私たち社会人は、通常、「分別があること」が良いとされる世界を生きています。良い・悪いの分別や、美しい・醜いの分別ができることが成熟した人間の証だと言われます。

しかし仏教は、「あの人は良い人でこの人は悪い人」といった分別をやめることを説いています。これを「無分別智」といいます。

「あの人は悪い人」とレッテルを貼った時点で、その人が実は持っているかもしれない良い部分は全てマスクされ、二度とその人の素晴らしさに気付くことはできなくなってしまいます。分別を捨てることで、「〜しなければならない」「〜するべきだ」といった「べき思考」から解放され、物事をありのままに見ることができるのです。

いま、多くの人が「善か悪か、白か黒か」といった「ゼロ100思考」に囚われ、苦しんでいます。これは、分別がつきすぎている状態だと言えます。

私が講演や講義をしていても「それって要するに、いいんですか、悪いんですか？」と質問をしてこられる方が少なくありません。わかりやすい落としどころがないと、不安でたまらなくなるのです。

こうした白黒はっきりつける思想は西洋に由来するものですが、行きすぎると人間は逃げ場を失い、メンタルブロックが強化されていく一方です。世間が認める価値観を大事にするあまり、自分の人生を生きられなくなるのも、こうしたケースです。

現実には、ゼロか100かではなく、23だとか71だとか、その間で暮らすのがふつうです。人間関係だって、ゼロか100かで割り切れるものではありません。

「あの人の、ここは好きだけど、あそこは好きになれない。でも仲良く付き合ってこれている」といった白黒はっきりつけない生き方のほうが、自然ではないでしょうか。

時として薬物療法に匹敵する心理療法の代表格、「認知行動療法」においても、無分別は注目されている概念です。

日本人は本来、無分別に生きる感性を持っているように思います。

欧米の人には「日本人は曖昧《あいまい》だ、ファジーだ」と非難されることもあります。確かに「察する」「遠慮する」「ほどほどに」といった日本語からして、海外の人にはわかりにくいものでしょう。またグローバル化の時代だからと、日本人自ら「だから自分たち日本人はダメなんだ」と反省したりもする。

しかし決して、曖昧は悪いものではないのです。日本人はきっと、根底のところでは無分別の居心地のよさを理解しているはず。マインドフル・ウォーキングは、こうした日本の文化とも、とても相性がいいものだと、私は考えています。

無分別というと、いかにも抹香くさい話に聞こえるかもしれません。ですが実際は、無分別であることは、私たちの実生活においても、大きな助けになってくれます。

例えば、無分別は人間の創造力を高めてくれます。

人間の深層心理には、無数のアイデアが渦巻いているのですが、それが意識にのぼらないよう、ふだんは分別によって「これはいい、これは悪い」と検閲され取捨選択されています。この検閲が少しでもゆるめられたら、どうなるでしょう。これまでは思いつかなかった新しいアイデアが、湧いて出てくるようになるかもしれません。

無分別はまた、人間関係を円滑にするものでもあります。

ここでのポイントは「寛容さ」です。

というのは、無分別の考え方は、自分と他人の境界を曖昧にするものだからです。つまり、「私とあなた」の境が消えてしまう。

すると、自分と他人を比較することもなくなります。

悩みを抱える人の多くは、「失敗してはいけない。優れた人間でいなければならない」と思い込んでいます。でも、無分別であれば、「みんなができないことを、私ができなくてもしょうがないな」と気楽に考えることができます。

逆に、他人の失敗が我慢ならない、という人もいるでしょう。

そういう人も「自分にも失敗はよくあるし、あの人ができなくてもしょうがないな」と思えるようになるのです。

自分も他人も同じ人間。完ぺきを求めても仕方がない。そんな寛容さがあれば、人間関係もきっと円滑になるのです。

自分を認められるようになった ケース1

「ウォーキング1つで、モノの見方や価値観、性格まで変わってしまった人がいる」と言うと大袈裟に聞こえるかもしれません、しかし、メンタルブロックを外した人たちが、それまでとはまったく違う人生を歩み始めることは珍しくありません。

ここからは、私がクリニックなどで見聞きした実例を交えて、お話ししていきます。


Aさんは、40代前半のサラリーマン。IT系企業に務めるシステムエンジニアでした。

かつての彼は「俺はすごい、正しい」というアピールをしてくる人でした。それは、自分は正当な評価をされていない、なぜ昇給しないいんだという不満を抱えていたからです。しかし必要以上にしつこくアピールするせいで、上司も評価しようとはしませんでした。その上司に対しても、Aさんは腹を立てていたのです。

Aさんの問題は、自分の理想像を追い求めるあまり、「上司にどう見られているか」ばかりを気にしていることです。そんなAさんには、歩く瞑想の応用編を教えました。

しばらくすると、Aさんの反応に変化が起こり始めました。マインドフル・ウォーキングを始めて2週間目あたりでしょうか。

いつものように同僚や上司への不満を一通り話した後にふと、

「最近、怒るのすら不毛に思えてきたんですよね」

と、あきらめ顔で言いました。

何気ないこのAさんの発言を、私は見逃がしませんでした。一見すると、怒りが大きすぎてヤケになっているように感じられるかもしれませんが、私には怒りのエネルギー自体がわずかに減弱しているように思えてならなかったのです。

そしてその想像は的中しました。

1カ月を過ぎた頃から、上司に対する見方が明らかに変わってきて、「上司は最近優しくなった」と言うのです。

これは一体、どういうことでしょう？

それまでのAさんは、

「上司に叱られるんじゃないか、バカにされるんじゃないか」

と気にするばかりで、まるで心の視野が狭窄したような状態に追い込まれていましたが、

「上司のことが、気にならなくなりました」

つまり「上司にどう見られているか」という囚われから解き放たれたのです。

面白いのは、上司は何も変わっていない点です。変わったのはAさんのモノの見方。メンタルブロックが外れるだけで、これほどおだやかに生きられるようになったのです。

さらに驚いたことに、彼は、

「私の治療の経過を先生の著書に載《の》せてください」

と言って下さいました。もともとプライドが高く「私ばかりが辛い思いをしている、なんとかしてほしい」と訴えるばかりだった彼が、「人のために私を症例として使って下さい」と申し出てくださったのです。自利（自ら修行を積んで、その功徳を受け取ること）の人が、利他（その功徳を生きとし生けるものの救済のために差し出すこと）の人になったのですから、ほとんど別人になったような変化です。

今ではマインドフルネスが大好きになって、会社のお昼休みには1分間の呼吸瞑想と5分間の歩行瞑想を習慣にしているそうです。

ワクワクした毎日が戻ってきた　ケース2

50代後半、大手一流企業を早期退職したKさんの事例です。

たくさんの退職金を手にして、さあ悠々自適のセカンドライフだとワクワクしていたはずなのに、「何をやっても楽しくない」と都内のクリニックにやってきました。せっかく海外旅行に行っても「なんだか寂しい」といって帰ってきてしまいますし、いつも気むずかしそうな顔をしていました。

原因は、いわゆる「燃え尽き症候群」をきっかけとした、うつ病でした。仕事を頑張っていた人が退職して、頑張る対象がなくなると、生きるモチベーションまで失ってしまうことがあるのです。いつも家でゴロゴロして、奥さんにも粗大ゴミ扱いされてしまう。

こういうタイプの人は、抗うつ薬などを処方しても思うような効果は得られません。生きるモチベーションとなるものを失っているのですから、薬でカラ元気を出したところで、長続きはしないのです。

Kさんもまた、モノの見方を変えることがベストだと思い、マインドフル・ウォーキングを始めてもらいました。不安焦燥感が強く、じっと坐ってやる瞑想が苦手だと聞いたので、身体を動かすマインドフル・ウォーキングはうってつけだと考えたのです。

効果は絶大でした。

歩き始めて2カ月がたったころ、Kさんが言いました。

「先生、この間歩いていたら、泣けてきたんです」

7月のある日、自宅の裏にある森林公園をKさんが歩いていると、ミンミンゼミの鳴き声が耳鳴りのようにうるさく聞こえてきたというのです。

「その瞬間、涙がわーっと止まらなくなりました」

これは、先に述べた「**アウェアネス**」です。脳科学的にいうと、歩いているうちにフォーカスアテンション瞑想（集中瞑想）からオープンモニタリング瞑想（洞察瞑想）へ切り替わったということです。これにより、さまざまな知覚が鋭敏になって、それまで聞こえなかったセミの声が聞こえてきた、ということだと思います。

突然のことに、その場に立ち尽くしたKさんの脳裏では、子どもの頃の思い出が蘇《よみがえ》っていました。夏休みに田舎のおばあちゃんの家に行って遊んだときのこと。都会暮らしの子どもには、見るものすべてが新しく、楽しくて仕方がありませんでした。

ところが大人になってからのKさんはというと、そういった刺激がシャットアウトされた環境で働きつづけ、理性ばかりが肥大していました。

結果、メンタルブロックがあまりに強くなり、セミの声も聞こえなくなっていたのです。自宅の裏にこんなにも素晴らしい自然があったことも、見えていませんでした。

瞑想によってメンタルブロックが外れたことで、ありのままの世界が一気にKさんの耳や目に飛び込んできたのです。そしてKさんは、子どもの頃の感動を一気に思い出した。それが、突然の涙の理由です。

以来、Kさんは、「それまで当たり前に感じていたものすべてが、ありがたく思えてきた」そうです。

それからというもの、うつの症状は、急激に回復していきました。

それだけではありません。気難しかったKさんが、まるで人が変わったように明るく、ほがらかになっていきました。以前はクリニックに来ても「この薬で少しだけ眠れた」「この薬は合わない」といった話しかしなかったのに、海外旅行に行けば「ここが楽しかった」「あそこが楽しかった」と、たくさんの土産話をして下さるようになりました。

おそらく、退職後のKさんは、自分がそれまでやってきたこと、今自分が生きていることに、価値を見いだせなかったのだと思います。

Kさんはそれまでバリバリと働き、仕事の成果によって社会的な評価を受けてきた人です。仕事から離れ、それができなくなった自分を受け入れられませんでした。いくらお金をかけて贅沢な遊びをしても、それは消費であって、自分が何か世の中に残したことにはならない、だから恥ずかしい、という思いが強かったのです。これは団塊の世代の方にも色濃くみられる心の持ち方です。

これも、1つの「心の視野狭窄」です。「〜しなければならない」というメンタルブロックが、Kさんを1つの生き方に縛りつけていたのです。

マインドフル・ウォーキングを通じて、メンタルブロックを外すことで、Kさんは子どもの頃のままの気持ちで、まっすぐに人生を楽しめるようになっていきました。

優しいパパになれた ケース3

有名企業に勤めるHさん、30代の営業職の方の事例です。

会社に命じられるままに多くの仕事を掛け持ちしているうちに、マインドワンダリングがひどくなり、うつを病みました。家では奥さんと7歳の娘さんとの3人暮らしですが、会社でそんな状態だと、話しかけられるのがうとましく、家でもいつもイライラ。家族の会話が、どんどん少なくなっていきました。

彼には、歩行瞑想と呼吸瞑想を教えました。

マインドフルネスにもさまざまなエクササイズがありますが、私が教えているのは主にこの2つ。それで十分なのです。

Hさんの素晴らしいところは、全く未知であったはずのマインドフルネス治療にがっぷり四つで取り組んでくれたことでした。次の日から出勤時にマインドフル・ウォーキングを取り入れて、毎日実行してくれたのです。

初めのうちは足の感覚に注意を向けようにも、その日の仕事の予定が気になり、雑念に支配されたまま会社に着くという繰り返しでした。

しかしそこでめげないのがHさんの持ち味。会社で命じられた仕事と同様、マインドフル・ウォーキングも忠実に続けられました。

すると数週間が経過した頃から、段々と足の感覚に注意を維持することができるようになり、会社に着く頃にはスッキリとフレッシュな気持ちで仕事を始められるようになったのです。

心理状態の明らかな変化を感じることができたHさんは、それからは日中に営業先に向かう道のりでも歩く瞑想をするようになり、気持ちを切り替えて一瞬で平常心に戻せるようになったと話してくれました。

歩くことでデフォルト・モード・ネットワークを正常な状態に落ち着かせ、足の感覚に注意を維持することにより、セントラル・エグゼクティブ・ネットワークを活性化させたのです。心がさまよっている状態から、「今、この瞬間」目の前にある対象に集中できるようになることで、日々のストレスも大幅に低減されたと考えられます。

これは、アスリートが「ルーティン」で精神統一するのと似ています。

Hさんの場合は、歩くこと以外に、深呼吸というルーティンも身につけました。ふーっと大きく息をついてから、パッと目の前の仕事にとりかかるようにしたのです。

すると、すべての仕事の集中度が上がり、マルチタスクのなかにあっても、作業効率はぐんぐん良くなっていきました。それはなんと「もう終わりました、次の仕事ないんですか」と上司をせっつくほどの変わりぶり。Hさんの仕事ぶりは評価され、やがて大きなプロジェクトのリーダーに抜擢されたことを、うれしそうに報告してくれました。

Hさんがすごいのは、家庭のなかにも、こうした良い変化を落とし込んでいったところです。仕事の効率が格段に上がったHさんは、毎日早く家に帰れるようになりました。

仕事が順調だと、心にもゆとりができます。マインドワンダリングもありません。家族との会話も、ゆっくり楽しめるようなりました。

それで始めたのが、娘さんとのダンスの練習。学生時代にヒップホップダンスの経験があったHさんは、娘さんの習い事であるジャズダンスに、一緒に楽しんで取り組むようになりました。

変われば変わるものです。以前は、話しかけられるだけでイライラしていたのに、今では「発表会に向けて、一緒に頑張ろう」と、娘さんを励ましているのです。「娘にすっかりなつかれて、妻に嫉妬されるぐらいです」と、うれしそうにしています。

この方の事例を通じて私が感じたのは、マインドフルネスは、こんなふうに伝播《でんぱ》していくものでもあるんだな、ということです。

会社から家庭へ。自分から家族へ。マインドフル・ウォーキングは「心ここにあらず」の状態を止め、仕事の効率もアップさせるものですが、そこで終わらず、生活すべてを、色彩豊かなものに変えてくれるのです。

Hさんと娘さん、奥さんの関係が温かいものになっていったのも、そういうことだと思います。

マインドフルネスに触れて、心がおだやかになったHさんがかもし出す雰囲気や言葉も変わりました。そういう人は、周りからも話しかけやすいのです。

これを「**アクセプタンス（受容性）が高まる**」といいます。クリニックにいると、通っているうちにだんだん眉間のシワがとれてきたり、人の話をさえぎらずに最後まで聞けるようになったりする人がいるのですが、これもアクセプタンスで説明がつきます。アクセプタンスの高い人と話していると、それだけで気持ちが和みます。だからますます、人が寄ってきて、マインドフルネスが伝播していくのでしょう。

そういえば、禅の和尚さんの周りにも、自然と人が集まってきます。私など内部の者は、修行をつけてもらった老師には畏《おそ》れ多くてとても近づけませんが、一般の方々は老師を頼って次々と訪れてこられます。

老師は必ずしも何か具体的なことを教えてくれるわけではありません。一緒にお茶を飲んでは、

「お前さんも大変だな」

「でもまた頑張ります」

「そうか、がんばれよ」

と、かんたんな言葉を交わすだけ。でも、それだけで人は癒されて、帰っていくのです。

これもマインドフルネスの伝播に違いありません。

上司の言葉が怖くなくなった　ケース4

続いて、保険会社の営業マン、Tさんの例です。

彼はまず仕事量が過剰でした。ブラック企業っぽいところもあるのか、上司から叱責されたのを苦にして適応障害をきたし、希《き》死《し》念慮《ねんりょ》（自ら命を絶ってしまいたいという想い）が起こっていました。

当然ながら初診時に診断書を発行。休養と抗うつ薬でいったんは楽になり、そろそろ復職をと思って会社に行こうとしたこともありました。しかし、電車に乗れないのです。それが今までの治療法の限界でした。薬に頼って元気にしたところで、病気になった原因を取り除いたわけではありません。同じ環境に戻ると思うと、症状がぶり返してしまうのです。

彼にも、マインドフルネスに触れてもらいました。

するとTさんの、物事の受け止め方に変化が生じました。それは彼のなかで、ある記憶が蘇ったからでした。

それまでTさんは上司の言葉に対して、怒りや悲しみといったネガティブな感情を持っていました。まるで、自分が否定されたかのような、強い反応でした。

それは、小さい頃からTさんが否定されて生きてきたからだとわかったのです。

原因は彼の父親でした。非常に「上から目線」な人で、Tさんは、人間はこうあるべきだという**「べき思考」**を押しつけられてきました。父親の言葉は正論だったのかもしれません。しかしいくら正論でも、それをしつこく押しつけられたら反発もしたくなりますし、心がくじけることもあります。

Tさんは、そんな体験を、小さいうちからすり込まれていたのです。そのせいで、上司の言葉にも、過剰な反応をしてしまうのだと考えられました。

Tさんは、さらに瞑想を続けました。

そこで思い出したのは、父親が初めて万年筆を買ってきてくれた日のこと。支配的に育てられた記憶しかなかったのに、実際にはいい思い出もあることに気づいたのです。ひどい父親、怖い父親だとばかり思っていた父親も、それがすべてではありませんでした。

Tさんにとって、この気づきは、大きな転機になりました。

それまでは上司に命令される、叱責されるという状況から逃げようとばかりしていました。しかし「本当にそれだけだろうか?」という思いから、上司の話にしっかり注意を向けられるようになったのです。

すると、「意外と叱責ばかりじゃなかった」とTさんは発見しました。

つまり、こういうことです。

かつてのTさんは「前から言ってるけど〜」と上司が切り出すと、その時点で反射的に、「何度言ってもわからないヤツ」と批判されているように受け止めていました。これが辛くて、適応障害を起こしていたのです。

でも落ち着いて最後まで聞いてみると、それは、

「前から言ってるけど、このところはこうしたほうがいいよ」

とアドバイスをしてくれていたのだ、ということがわかりました。

おそらく父親から「お前は何度言えばわかるんだ！」などと何度も何度も叱られたのでしょう。そのせいで、Tさんは、「前から言ってるけど」と言われた瞬間、耳をふさぐというクセがついてしまっていました。

でも、上司は父親とは違いました。言葉の後半部分にこそ、上司の言いたいことがあったのです。

以来、Tさんは上司の真意をくみ取れるようになりました。

「上司は自分を怒らせることが目的ではなくて、自分を成長させることが目的なんだとわかったんです」

Tさんはそう言いました。

上司の言葉は、自分を成長させる「教え」なんだと考えられるようになれば、もう会社も怖くありません。Tさんの症状は快方に向かいました。

家族の絆を取り戻した ケース5

瞑想が、母娘の関係を好転させたという事例もありました。

登場するのは、60代後半のお母さんと、35歳の娘さんです。娘さんも、お母さんも、実はおばあさんも、3代続けて離婚しているというご家庭でした。

このケースでは、お母さんのほうがクリニックに駆け込んできました。シングルマザーになって戻ってきた娘との関係にイライラしてしまい、ついに音を上げたのです。

「怒鳴り散らすし、かわいそうだと思って甲斐甲斐しくしてもダメなんです」

シングルマザーとして子どもを育てている娘さんの心労も大変なものでしょう。しかしお母さんも高齢になって、体力が落ちてきている状態では、この関係を続けるのも限界が近いように思いました。

そんなわけで、まずはお母さんの治療を続けていたのですが、あるとき突然、娘さんのほうがクリニックにやってきたので、びっくりしてしまいました。

お母さんのほうの治療に何か問題があったのかな、と内心ドキドキしていると、娘さんは言いました。

「先生、私も限界です。診てください」

どうやら、お母さんの診察券を診て、やってきたようです。話を聞くほど、シングルマザーは本当に忙しいことがわかりました。クリニックを自分で検索して予約を取ることすら、ままならないのです。


シングルマザーの苦しさはの一つは、周りの人々に助けを求める行動を選択しにくいという点にあります。

シングルマザー同士ならいいのですが、離婚してしまったという劣等感や孤独感、自責の念などが渦巻いていて、どうしても気が引けるし、話してもわかってもらえないだろうという思いもあり、ご夫婦がそろっている家庭とは交流がむずかしい。

この娘さんも例外ではありませんでした。かわいそうだとは思うけど、自分の子どもに優しくできず、「本当に手が出そうになってしまう」と言うのです。そんな娘さんをケアしている60代のお母さんの大変さも、あらためてわかりました。

さて、娘さんからの相談は、子どもが「学校に行きたくない」と言い出したこと。世代を越えた母娘の関係が影を落としていることは、間違いありませんでした。

そこで私が娘さんに提案したのは、

「家族みんなで、マインドフルネス教室に行きましょう」

ということです。6歳になるお子さんも一緒です。

お母さんは少し落ち着きのないタイプだったので、ダイニングテーブルの周りを歩いてもらい、娘さんには呼吸瞑想をしてもらいました。

するとどうでしょう。瞑想の方法は違えど、2人に同じような心理状態の変化が生まれ始めました。

最初はちょっとした変化でした。例えば娘さんが、朝起きて慌ただしく仕事へ行く支度をしている中で、お母さんが用意した朝食に気づいたときに、

「あ、ありがとう」

と言うようになりました。それまでは朝食の支度をしてくれるのは当たり前のこととして、お礼の言葉が出てくることはありませんでした。

この変化は、お母さんにとっては非常に大きなご褒美となりました。お母さんは、自分が幼少期に娘さんを厳しく育てたことで、娘から嫌悪感を向けられるようになったと、自分を責めていました。何年ぶりかで娘さんからもらった、この「ありがとう」の言葉が、お母さんにとってどれほど大きな意味を持つひと言であったか、想像に難くありませんでした。

それからというもの、二人ともみるみるうちに、相手の気持ちを思いやれるようになっていったのです。

心理学ではこれを「**アサーティブな考え方**」といいます。

もう少し詳しくいうと、2人は、相手の気持ちを尊重しつつ、自分の意見もしっかり言えるようになりました。

他人に対して怒りを感じるのは、「相手が自分に危害を加えようとしている、自分を否定している」といった、自分目線で物事を見ているからです。

おそらくこの35歳の娘さんは実際に、幼少期にお母さんから厳しい育て方をされてきたのだと思います。時には手をあげられるようなこともあったのだとすれば、そのお母さんに対して数十年後になっても否定感情を抱き、怒鳴ってしまうなど反発が生じるのも不思議ではありません。

過去に受けてきたことの記憶は消せるものではなく、また無理に消そうとすることで、様々な心身のトラブルを抱えるようになってしまう方もたくさんおられます。大切なのは、辛い記憶は辛い記憶として心に居座ることを、いったんは許してあげて、今は目の前にいる「今のお母さん」を一人の存在として眺めてみることができるか否かということなのです。

瞑想によってこうしたメンタルブロックを外せば、まずは相手をしっかり見て、相手がどんな状況にあるのかを考えられるようになります。これが他人を思いやる、ということです。

それができると、自分の感情も鎮められるようになります。

それればかりでなく、「相手も辛いんだ」ということがわかり、二人で共同体を作ろう、という意識が芽生えるのです。これが何より、大きな変化でした。

娘さんは、こう思いました。

「私も辛いけど、お母さんもあの頃、離婚して夫がいなくて、今の私と同じ境遇だったんだな。だったら一緒に力を合わせて、子どもを育てていこう」

その瞬間、それまで敵対していた母娘は、同じ気持ちを共有する、仲間になれたのです。

少し不謹慎かもしれませんが、私がこの2人の診療を終えて間もないある日、ふと思い出したのは、マンガ「ドラゴンボール」のことでした。

ピッコロやベジータといった悪役キャラが次々に登場するのですが、主人公悟空との戦いを通じて、殺し合うのではなく、共に生きる関係を選ぶ、仲間になっていくのがドラゴンボールのパターン。とてもマインドフルネス的なマンガだと、私は思っています。

3章のまとめ

◇ 多くの人が「善か悪か、白か黒か」という「ゼロ100思考」に囚われ、苦しんでいる（分別がつきすぎている）。

◇ 悩む人の多くが「自分は優れた人間でなきゃいけない。失敗しちゃいけない」と思い込んでいる（「べき思考」）。
歩けば、気楽に考えられるようになる。

◇ 他人の失敗が許せない人も、許せるようになる。

◇ マインドフルネスにより心がおだやかになると、かもし出す雰囲気や、話す言葉も変わる。周りが話しかけやすくなる。

◇ 相手の気持ちを尊重しつつ、自分の意見もしっかり言える「アサーティブな考え方」に自然に近づける。

memo

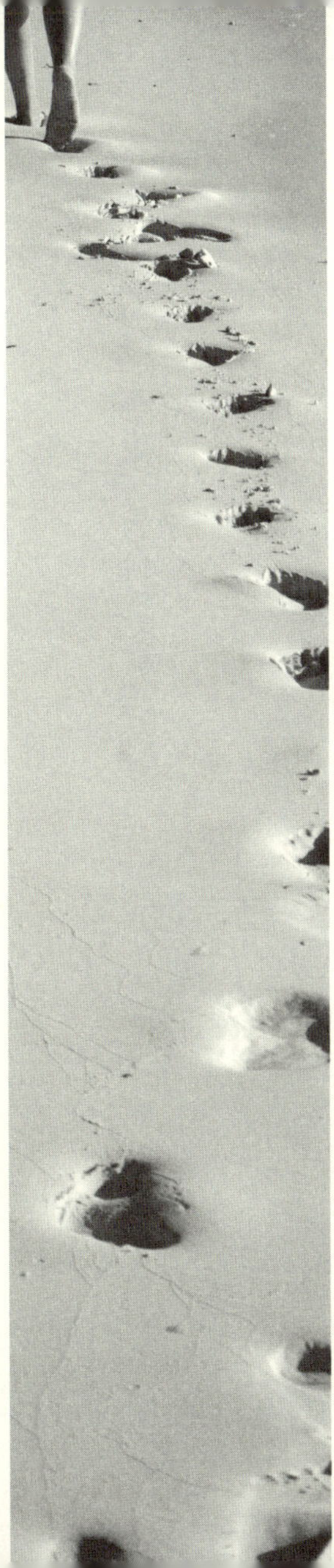

4章

歩くと「今」に集中できる

集中力は本来「8秒」が限界

目の前のことに集中できない、注意が散漫になるというのは、典型的な「マインドワンダリング」の症状です。現代に生きる私たちは、日常的にマインドワンダリングであることを強いられています。四六時中スマホを手放せず、ニュースアプリを開けば、分単位で新しいニュースが飛び込んできます。

それを無視できないのは、「目を通さないと世の中に遅れていく気がする」という強迫観念からでしょうか。しかし、これでは心はさまよい続けるばかりです。

もっとも、人間は長時間1つのことに集中することが苦手にできています。マイクロソフト社の研究によれば、人間が集中力を持続できるのはわずか8秒だとか。同じレポートでは「金魚の集中力は9秒」と伝えられていましたから、**現代人は金魚以下の集中力しかない、**ということになります。この集中力を高めようと思ったら、マインドフル・ウォーキングによって、さまよう心を「今、この瞬間」に向ける必要があります。

なぜ、歩くと集中できるのか。脳科学的にいえば、それはすでに何度かふれた「セントラル・エグゼクティブ・ネットワーク（CEN）」の働きによります。

ここで人間の脳内にある、3つの神経ネットワーク構造をおさらいしておきましょう。デフォルト・モード・ネットワーク（DMN）は、解決方法が定まっていない問題についてあれこれ思いを巡らせているときに活性化しているネットワークです。CENは、明確な目標に向かって意識を集中するときに活性化するもの。そしてセイリエンス・ネットワーク（SN）は、DMNとCENを切り替える機能を持っています。

そしてマインドワンダリングとは、DMNが活性化している状態のこと。そのとき、マインドフル・ウォーキングが役立つのです。足の裏の感覚に注意を向けていると、DMNが適正に抑えられ、かわりにSNとCENが活性化します。特定の物事に一点集中で取り組んでいる際に同時に活性化されるこのSNとCENを合わせて「タスクポジティブ・ネットワーク」と呼ぶ研究者もいます。

歩く瞑想は、DMNからCENに切り替える訓練です。集中が途切れたら歩き、また集中するということが習慣化すれば、「今から集中するぞ」と意識するだけで気持ちを切り替えられるようになる。言うなれば、**自分の意思で自在に集中力を操れるようになるのです。**

「ちょっと一服」よりも「ひと歩き」

歩けば、デフォルト・モード・ネットワーク（DMN）が抑えられ、集中できるようになるというのは、これまで説明してきた通りです。

そこから発展して、「今から集中するぞ」と思うだけで気持ちを切り替えられるまでになるには、やはり習慣づけがポイントです。コーヒーブレイクをとるとリラックスできるのと同じように、「ちょっと一息」ならぬ「ひと歩き」、デスクから立ち上がって歩く習慣を、すすめています。

私はかつて産業医として「職場の内側」から支援をし、現在ではクリニックという「職場の外側」から企業の社員さんたちをサポートする役割を担っています。

どちらの立場においても、ご本人の治療だけでなく、周囲の方たちの理解を得ることへの努力を惜しむべきではないと、常に心に決めて取り組ませていただいています。時には患者さん本人、それから（患者さんの）直属の上司の方、人事担当者などに、「仕事中に1時間に1度、5分ほどの休憩をとるよう徹底してほしい」とお願いの文書を出すようにしているのも、そのような信念からです。

OKが出たら、その5分休憩を利用して、階段の上り下りをしてもらったりします。

それから、例えばロビーに置いてあるソファなどに坐って、2〜3分間の呼吸瞑想をしてもらいます。ポーズをとると人目が気になるようでしたら、ぐったりとソファに沈み込んだままでかまいません。

周りを気にせず、ゆっくり自分の呼吸に集中していただきます。

こんなふうに、1度歩いてから瞑想すると、先ほどふれた「マイクロバースト現象」によって、ぐっと瞑想が深くなります。

テニスのジョコビッチ選手が試合中に瞑想するのと同じですね。

私は時折、ヨガと禅でコラボレーションすることがあるのですが、参加者のみなさんには、ヨガで汗をかいた後に、そのまますぐに坐禅を組んでもらっています。

ヨガの一番最後には必ず「シャバアーサナ」という、仰向けでの深いリラクセーションを行いますが、さらにそのあとに座って坐禅をすることになります。すると、一度ヨガの比較的アクティブな動きで高めた交感神経から、シャバアーサナによる深い副交感神経への「精神のゆらぎ」が生じ、そのあとの坐禅が、集中の高まったとても良いものとなることを幾度も経験しています。

このように、人間の脳が本来有する「ゆらぎ」と「切り替え」の能力を最大限に引き出すことで、ついさっきまでマインドワンダリングしていた脳内が整理され、「今、この瞬間にやるべきこと」に集中できるようになります。

「どうも気が散るな」と思ったら「でも仕事中だから、もっと集中しなきゃ」と気合を入れ直す、という習慣は多くの人が持っていると思いますが、「気が散る」の正体はマインドワンダリングです。

問題は、脳にあるのです。そのまま放置せず、きちんと対処することで、私たちの集中力は正常に戻ります。

集中は幸せのもと

目の前に集中できるようになれば、仕事の効率もアップするでしょうし、気持ちの切り替えだって上手になります。

それだけでなく、

「今、この瞬間に集中するほど、人は幸せになる」

と言ったら、驚かれるでしょうか。しかしこれも、科学的に証明されていることです。

2010年にアメリカで行われたある実験において、数千人を対象に「今何をしていますか?」と尋ねました。

例えば「食堂で定食を食べています」と答えたとします。続けて「あなたは何を考えていますか?」と尋ねると、「定食を食べることを考えていた」と答える人はほとんどいませんでした。食事に集中せず、マインドワンダリングの状態にあったということです。

次に被験者が答えた心の状態を、4つに分類して解析しました。

①嫌なことを考えながら食べている人
②好きでも嫌いでもないことを考えながら食べている人
③楽しいことを考えながら食べている人
④食べていることだけに集中している人

そして彼らの幸福度を調べたところ、④の「食べていることだけに集中しているグループ」が、もっとも幸福度が高かったのです。

このセンセーショナルな研究によって、人間は起きている時間の46・7％を「心ここにあらず」の状態で過ごしていることが明らかになりました。これがどれだけ人の幸福感を損ねているか、わかるというものです。

数年前、「世界一幸せな国」として、ブータンが話題になりました。GNH（Gross

National Happiness）を提唱し、GNP（国民総生産）で測られる経済的な成長よりも、国民の幸せ度を重視することを、1970年代当時のジグミ・シンゲ・ワンチュク国王が提唱したのです。

2005年当時は「国民の97％が『私は幸せだ』と答える」とされていたのですが、実は今、その状況が変化しつつあるという話があります。ブータンも、マインドワンダリングから逃げられなくなってきている可能性が示唆されるのです。

もとよりここ数年のブータンの発展は目覚ましく、私が念願かなって訪れることができた2年前の時点でも、ずいぶんスマホが流通していました。それまでは「自然と自分」というダイレクトな関わりのなかで幸せを感じていたブータン人ですが、スマホを通じて世界に目が開かれたのです。

彼らの生活は確かに豊かになりました。しかし同時に、マルチタスク化が始まり、情報過多の社会を生きるようになってしまいました。

情報過多が幸せを奪う、この現象がにわかに起こりつつあるのが近年のブータン国なのかもしれません。

感情変化に気づかない「アレキシサイミア」の世代

マインドワンダリングをそのままにしておくと、脳に疲れがたまり、集中力や判断力、注意力が落ちていきます。

仕事中に、「頭の回転が遅くなってるな」と感じたら、要注意です。

しかし怖いのは、最近、精神的な自覚症状をもって診察にくる人が減っていることです。これには世代の違いもあり、**40〜50代の人は、まだ比較的自覚症状を報告して下さるのですが、20〜30代は、自分が落ち込んでいることに気づかない人が急増しているように感じています。**

「健康には問題ないのに、仕事のミスが明らかに増えている」

心あたりはありませんか?

まれに「若年性アルツハイマーじゃないか?」と言って来院される方がいるのですが、

実際には「**失感情症（アレキシサイミア）**」である可能性があります。

アレキシサイミアとは、自分の感情変化に気がつかないという心理特性のこと。人間には本来セルフ・アウェアネスといって、自分の感情変化を感じる能力が備わっているのですが、これが十分に育っていない世代があるようです。

なぜ感情変化に気がつかないというと、ひとつにはやはり「情報過多」のせいです。外からの情報を遮断した静かな空間にいれば、自然と自分の内部に意識が向かいます。しかし、**街中に音や文字情報が溢れていて、家に閉じこもってもスマホがある。これでは自分のなかから湧き起こるありのままの感情に気づくことができません。**

アレキシサイミア傾向の強い今の世代は、「仮面うつ病」になる率も高いのです。身体の症状や記憶障害といった、一見うつとは関係のない症状で、うつが現れます。

従来のうつ病は、誰からみても「元気がない」とわかるのです。しかし若い世代のうつ病はこれとは対照的に、カッカして不機嫌になる、声を荒げる、食べすぎる、やけ食いする、夜寝なくなるといった非典型的な形で現れます。

いわゆる「新型うつ」がこれに相当し、近年都市部のクリニックでは、外来で見かけるうつ状態の多くがこの「新型うつ」という状況になっています。

過労死もアレキシサイミアと無縁ではありません。「そうなる前に助けを求めたらいいのに」というのは健康な人の発想。それができないのが現代の若者です。

社会的にも、感情を抑えてくれる人のほうが付き合いやすいと評価されますから、職場でもアレキシサイミアはスルーされてしまいます。そのうちに業務遂行能力が低下していき、それを苦に自殺をしてしまうという大変悲しいケースも後を絶ちません。

彼らは最後まで、自分が疲れているとは認めません。「私、疲れてるかも」と気がつくのは、心のエネルギーが残りほんのわずかとなってから、といった印象があります。


そんな彼らの、風前のともしびとなった命から発せられる、声にならないSOSが、心ある誰かに届くか否か。それこそが治療や支援につながって、やがてリカバーしてゆけるかを決める大きな分かれ道となります。

つまり、**自分の心の疲れや苦しみに気づくこともさることながら、他者の苦しみに気づく能力を携《たずさ》えた人が少しでも多くなることで救われる命が、現代においてはかり知れぬほど多いに違いないのです。**

辛さに気づく＝スッキリの第一歩

大切なのは、「自分の脳は疲れているかも」と気づくことです。そのまま放置していくと、「失感情症（アレキシサイミア）」のようになってしまう危険性があります。

自分は大丈夫だ、関係ない、と安心している人が、かえって危ないのです。

クリニックにやってくるのも、「自分は心療内科の患者じゃない」と思っている人が少なくありません。脳外科に行っても内科に行っても、頭の重さや胸のドキドキの原因がわからず、心電図検査でも脳のＭＲＩでもわからなかったと言って、不服そうにしています。

「ここで話すことは何もありません、ほかの病院ですすめられて来ただけなんです」

もちろん、何も問題がなければ、それに越したことはありません。でも私は、いくつかの質問をすることにしています。

- **「昔より集中力が落ちた」と感じることはありませんか？**
- **仕事をしていて、信じられないようなミスをすることはありませんか？**

・「たっぷり眠っているのに疲れがとれない」と感じることはありますか？

そんな状態が数週間も続いたり、やけ食いや、休日なのに楽しくない、といった症状が出てくると、うつ病の診断がつく可能性が高くなってきます。

うつまではいかなくても、いくつかの質問でイエスと答えた人には、「それはぜんぶ脳の疲労から来ている可能性があるんですよ」と説明すると、やっと納得してくれます。

私の治療は、そこから始まります。「自分は脳が疲れているんだ」という気づきがないと、それを治そうというモチベーションも、わいてこないからです。それに、この気づきがあるだけで、症状が軽くなっていきます。

「念起こらば即ち覚せよ、之を覚せば即ち失す、久々に縁を忘じ、自ら一片とならん、これ坐禅の要術なり」――これは、曹洞宗の日本における開祖であり、後世、わが国の禅思想を確立したといわれる道元禅師の教えです。

念というのは、辛い、苦しい、疲れているといったネガティブな気持ちのこと。

「そういう気持ちを自分が持っている、ということに気づきなさい、それだけで、だんだん和《やわ》らいでいくから」

――それは、脳の疲労においても、まったく正しいのです。

つり革瞑想

押しつぶされそうな満員電車も、つり革につかまったり、ドアにもたれかかったりするスペースさえあれば、立派な瞑想タイムになります。

満員電車が辛いのは、身動きがとれない閉塞状態に身体を押し込められ、逃げることができないからですね。

しかし意識は自由自在に飛び回ることができます。車窓をすり抜け、広い外の空間にふわふわ浮かんでいく自分をイメージすることで、心を解放してください。

つり革瞑想は、自分を客観視する能力を養うものでもあります。トラブルが起きても振り回されることなく、冷静に対処できるようになるのです。

つり革瞑想

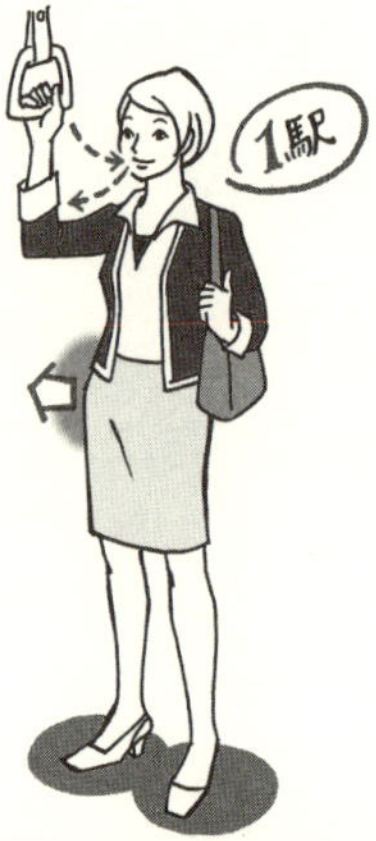

①つり革につかまり呼吸瞑想をする
まっすぐ立って足を軽く開き、両足の裏に均等に体重が乗るように立ちます。
1駅分、基本の呼吸瞑想を行います。

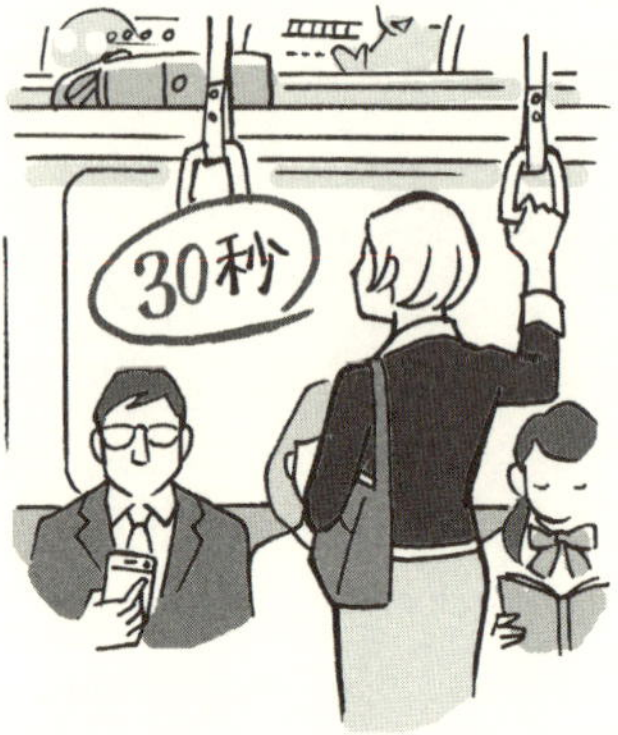

②車内に注意を向ける
目を開けて可能な範囲であたりを見回します。人、あみ棚、車内広告など目に入るものを20 ～ 30秒間、観察しましょう。

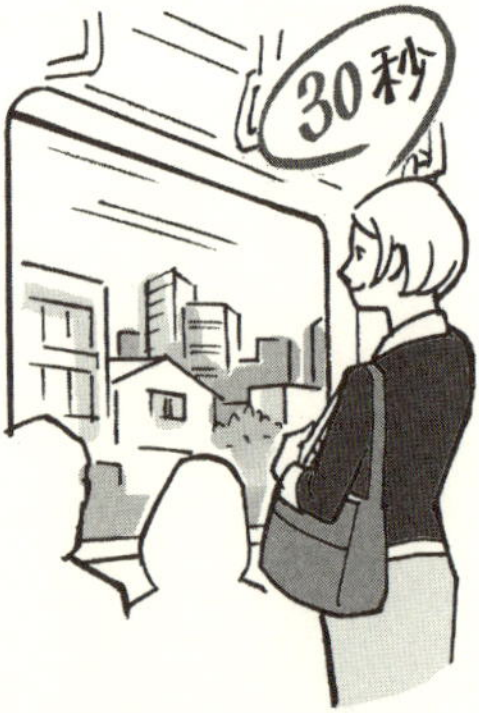

③車窓の景色に目を向ける
窓の外に流れる景色を見ます。家、ビル、空、雲などを20 ～ 30秒間眺めます。地下鉄に乗っているときは、壁が後方へ流れているのを見るだけで結構です。

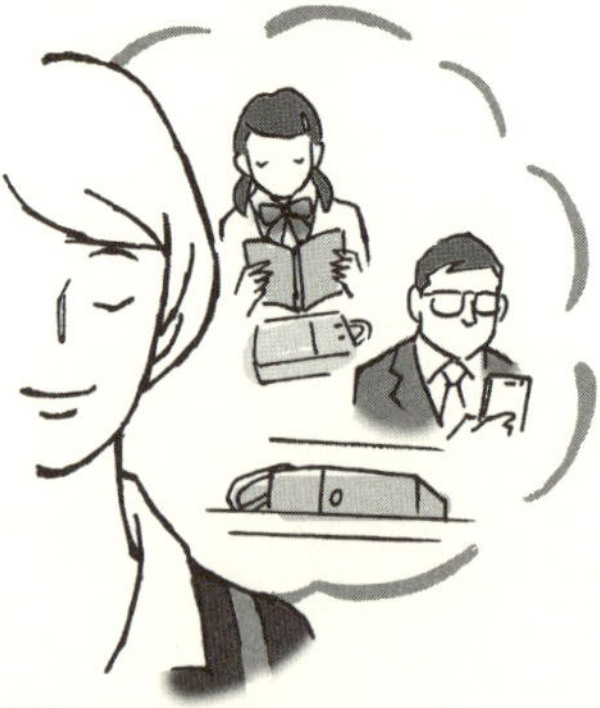

④目を閉じて映像を再現する
目を閉じて、先ほど観察した車内の様子や窓外の景色を、なるべく正確にイメージで再現します。

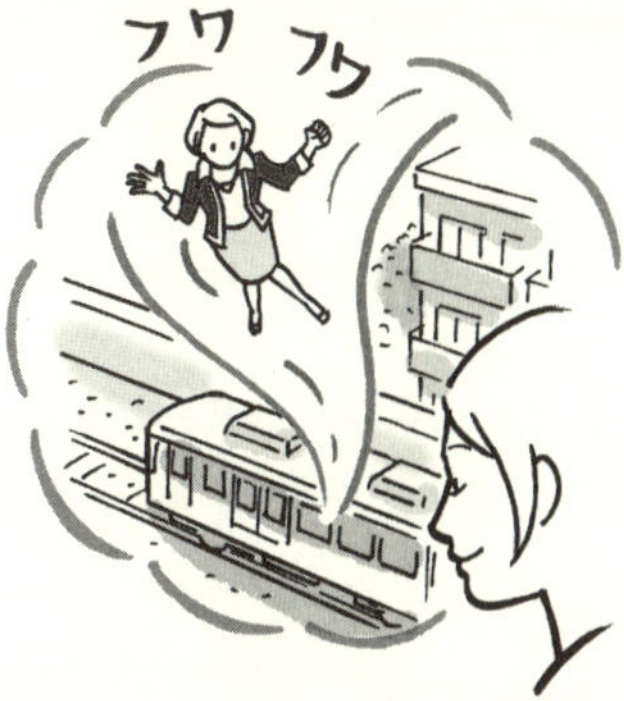

⑤窓ガラスをすり抜けて電車を見下ろす

目を閉じたまま、自分が窓をすり抜けてふわふわ浮かんでいくイメージをします。見下ろすと、走る電車の屋根が見えます。

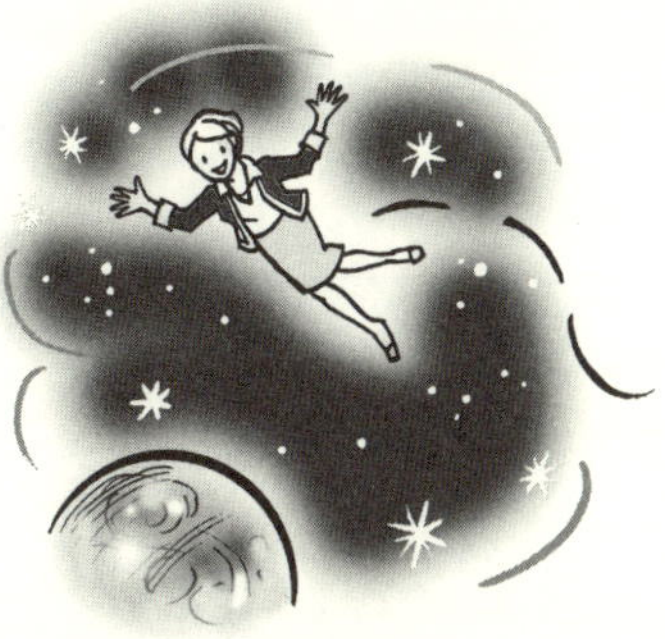

⑥どんどん上昇していく

順調にイメージできたらスピードを上げ、どんどん上昇して日本列島を見下ろします。次に宇宙まで行ったら、地球を見下ろします。やがて地球も星のひとつにまぎれてしまいます。

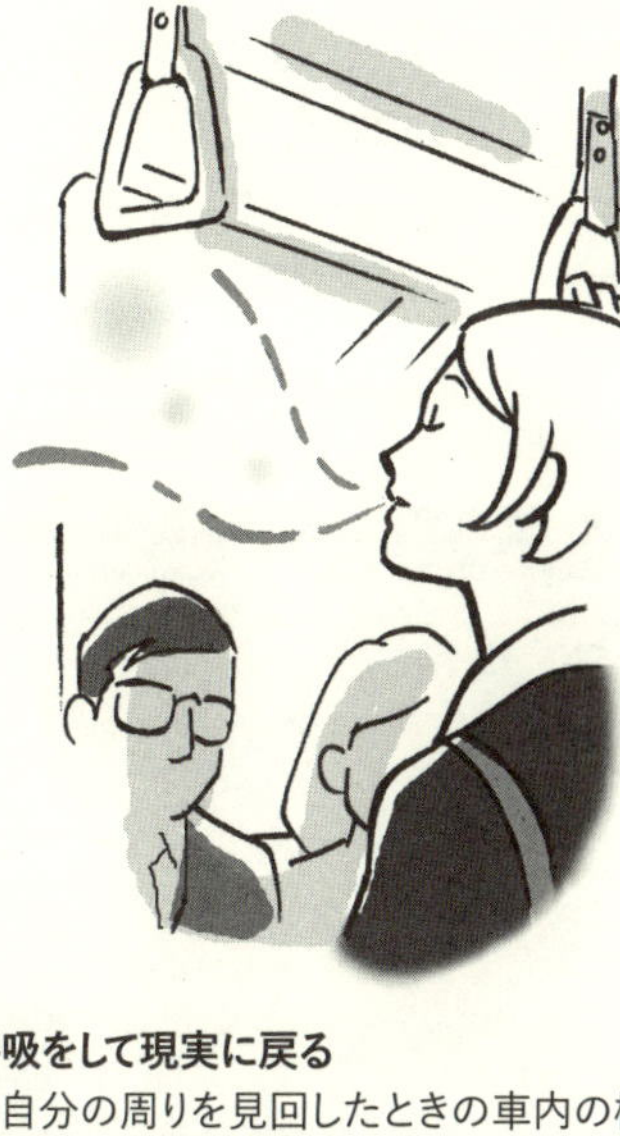

⑦深呼吸をして現実に戻る

最初に自分の周りを見回したときの車内の様子やあみ棚、広告などの状況をイメージで復元したのち、ゆっくりと目を開けて現実に戻ってきます。

4章のまとめ

◇ 集中力は8秒しか続かない。

◇ 歩くことで集中力・注意力を自分の意思で操れるようになる。

◇ 仕事や家事の合間に「ひと歩き」を。

◇「今、この瞬間に集中するほど、人は幸せになれる」ことが、科学的に証明されている。

◇ 若い世代に「失感情症（アレキシサイミア）」が急増している。

◇ 四六時中、情報（文字、映像、音）にさらされていると、自分の感情に気づけなくなる。

◇ 特に都市部で増えている「新型うつ」は、従来のうつとは違う症状を示す。

◇ 集中力、ミス、疲れ……「自分の脳が疲れている」と気づくことが大切。

◇「つり革瞑想」で、自分を客観視する能力を養おう。

memo

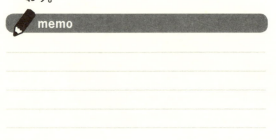

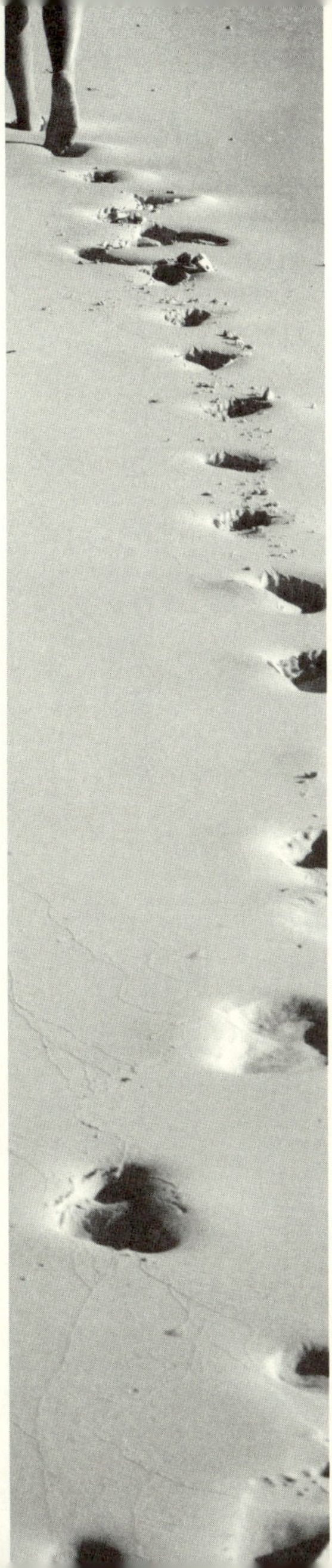

5章

歩くと本当の自信が育つ

「～のために歩く」の悪影響

マインドフル・ウォーキングを続けていると、ストレスの多い環境でも、悩まず、迷わず、元気に生きられるようになります。そのほか、集中力や創造力が増すこと、幸せに生きられるようになることも、科学的に実証されてきました。

とはいえ、**「～のために歩く」という目的意識が強すぎると、ちょっと困ったことが起こるのです。**そもそも足の裏の感覚や、呼吸の感覚にしっかり注意を向けることが難しくなりますし、「集中力を鍛えるために歩かなければならない」と自分を追いつめてしまい、うまくできなかったときに自己嫌悪を感じたり、「なんだ、歩いたって何も変わらないじゃないか！」という不平、不満がたまることになります。

1章で述べたように、マインドフル・ウォーキングは、忘我の境地で「ただ歩く」ところにコツがあります。足の裏に注意を向けるのも、「ただ歩く」ため。ふだんは意識しない「歩く」という行為に意識を向けることで、それ以外の雑念を払うためです。

歩き始めるきっかけとしては「～のために」があるのは当然ですが、瞑想中はひたすら足の裏の感覚だけに、注意を向けるようにしてください。

それは言い換えると、

「あらゆる執着《しゅうじゃく》、こだわりから解放され、ありのままの自分を、ただ受け入れる」

ということ。それは、

「ありのままの自分を認め、慈《いつく》しむ」

という、心のありようにつながります。

これは、実に奥が深いテーマです。

私は、マインドフルネスが持つもっとも大きな効能は「他者への思いやりと共感性」だと考えています、詳しくは7章で触れますが、その根底にあるものこそ、自分を慈しむ心、「自慈心《じじしん》」なのです。**自慈心があってはじめて、他人を思いやることもできるし、他人に何を言われても流されずに生きられるようになります。**

つまり、歩けば本当の自信がつく。本当の意味で自分や他人を大切にできるようになる。

こんなことをなぜ私が強調するのかといえば、今、自信を持って生きていくことがとても難しい時代になっているからです。

自己愛が歪んでいる

なぜ、自信を持って生きることが難しくなっているのでしょう?

この章のキーワードは「**自己愛**」です。答えを最初に言ってしまえば、自信を持って生きるのが難しいのは、自己愛が歪んでいるからなのです。

現代社会に多い心の悩みも、歪んだ自己愛が引き起こしていると、私は考えています。

最初にまず、自己愛というものを簡単に説明しておきましょう。

それは「私にはこれができるぞ」という、おだやかな気持ち。言い換えれば、自分の存在価値を認めてあげる姿勢のことだと考えてください。例えば私だったら、

「坐禅の指導ができる」

「お経が読める」

「患者さんの治療ができる」

といったところでしょうか。ほんのささいなことでも、自分にできることをいくつも挙

げられるのが、健全な自己愛のありかたです。

いっぽう、自己愛が歪んでいると、

「私は他の和尚さんよりお経がうまく読めない」

「あの和尚さんは私よりずっと年上なのに、坐禅の指導が下手だ」

というように、ありのままの自分を慈しむことができず、他人と比べて卑屈になったり、逆に他人を攻撃したりします。

注意していただきたいのは、**自己愛そのものは悪者ではない**、ということです。人から認められたいという思いも、ほどほどであれば自分を支え、成長させる力になります。自己愛というと、自己中心的、ナルシスト、といったネガティブなイメージがあるかもしれませんが、悪いのは、それが肥大したり歪んだりして、

「なんでこんなに頑張っているのに報われないんだ」

「なんであいつばっかり、評価されるんだ」

と不平や不満を抱え込んでしまうことです。

現代は「自己愛人間」、つまり自己愛が歪んで肥大した人が多い時代でもあります。

1970〜80年代に、慶應義塾大学の小此木《おこのぎ》啓吾教授が『自己愛人間』(朝日出版社)、『モ

ラトリアム人間の時代』（中公文庫）という2冊の本を発表しました。これらの著作の中で、今後の日本において自己愛の歪みがさらに大きくなってゆくことへの警鐘ともとれる表現が繰り返されていました。そして現実に、この2010年代の日本には、小此木先生の名付けた「自己愛人間」が数多く存在することを、私は日々目の当たりにしているのです。

小此木先生は、トランスパーソナルな自己愛と、パーソナルな自己愛という2つの自己愛を提唱しました。

トランスパーソナルな自己愛は、団塊の世代に典型的なものです。一社員も、日本をよくするために会社に忠誠を尽くそう、会社を大きくしようと頑張りました。国そのものが発展している時代ですから、「自分が頑張れば世の中全体がよくなる」という手応えを感じることができました。

いっぽう、現代の人たちは、パーソナルな自己愛を形成しています。バブルが崩壊し、「自分が頑張れば、世の中もよくなる」という実感を持てなくなったため、国や会社よりも、自分や奥さんと子ども、身の回りのことだけが大切になってくるのです。少し荒っぽい言い方になりますが、「自分さえよければ、他人のことはどうでもいい」という心のありようにつながるということです。

トランスパーソナルな自己愛と、パーソナルな自己愛の、どちらが優れているというものではありません。しかし、問題は挫折を味わったときに起こります。

トランスパーソナルな自己愛は、比較的周囲の人たちとも共有しやすいものですから、仮に自分に落ち込むことがあっても、「元気になったらまたみんなと一緒に頑張ろう」と思えるわけです。

ですが、パーソナルな自己愛は、パーソナルであるために、周囲の人たちとは共有が難しいのです。ひとたび自分が心を病んだりしようものなら、まるで人生が終わったかのように追いつめられてしまいます。こういう人たちのうつは孤独で、とても症状が重く、場合によっては自殺にもつながりかねないものです。

そもそも、どんなふうに自己愛が歪むのかは、人それぞれです。大きく分ければ、攻撃性が他者に向かうタイプと、自己に向かうタイプがあります。前者は極端な例で言えばいわゆるサイコパス（反社会的な人格傾向のうち非常に偏った一種）、後者は引きこもりが典型です。

挫折するきっかけもさまざまですが、ひとつだけ、はっきりと言えることがあります。

それは、親世代からの期待と、社会からの期待の「ねじれ」です。

親と社会の「ねじれ」

親世代からの期待と、社会からの期待が「ねじれている」とは、こういうことです。

この10年、20年で、世間や会社組織が求める「素晴らしい人材」のイメージが大きく変わりました。一昔前のように、忠誠心を持って上司の指示に従う、会社を大切にするといった人材は、あまり重視されなくなりました。代わりに、独創性、自立心、コミュニケーション能力の3つがあれば優秀である、とされるようになってきました。

子どもは親の影響を受けて育ちます。とくに現在20代後半から30代後半ぐらいの人たちの親はいわゆる「団塊の世代」や「ポスト団塊の世代」で、「会社に尽くすことが美徳」だという、トランスパーソナルな自己愛を形成しています。つまり会社のため、日本のために尽くすことで評価され、そこに喜びを感じるような自己愛です。

親たちは「子どもにも自分のように生きてほしい」あるいは「自分よりもいい人生を実現してほしい」という思いで子育てをしました。いい大学に合格し、一流企業に就職させるためならと、お金も惜しみませんでした。これを**「自己愛の延長」**といいます。団塊世代の親たちは、子どもたちに、自分の夢の続きを託したのです。

しかし、バブルが崩壊して、欲しい人材のイメージも欧米化しました。そんな時代にあって、社会に出ていった子どもは、ぽつねんとしてしまったわけです。忠誠心を持った人間として育てられてきたのに、突然そんな人間はいらない、と言われたのですから、ハシゴを外されたような気分です。例えば、会社に役立つ人間になろうと学生時代は勉強に打ち込んできたのに、面接では「学生時代、人とはちがう、どんな面白い経験をしましたか」と聞かれたら、「何のために勉強したんだろう」とガッカリするのも当然です。

だからといって、すぐに別の生き方を見つけられるかというと、そうはいきません。自分で人生を切り開く力がなく、「お父さん、お母さん、これからどうしたらいいの？」となってしまいます。この話からわかるのは、親の自己愛の延長として生きると、親から自立する機会を失ってしまう、ということです。

この約100年の間に、マーラー、エリクソン、ウィニコットといった高名な小児精神科医・児童心理学者が、人間の心の発達段階について論じてきました。彼らの理論をもとに、私なりに思うところは、「人生においては2度、重要な自立のタイミングがあるであろう」ということです。

最初は2〜3歳。マーラーの言う「再接近期」が終わる頃です。ヨチヨチ歩きで動き回りながら、時折母親がちゃんといてくれるかを確認しに戻ってきたり、後追いをしたりする時期です。それが過ぎ、いよいよ活動範囲が本格的に広がってゆく時期が最初の自立のタイミングです。公園のベンチから飛び下りたり、見ているとハラハラするけど、親は手を出さずに見守り、転んで泣いたらよしよしと慰めてやる。かばいすぎると自立の妨げになるし、逆に放置すると「親に見捨てられた」と悲しみが生じます。

そして2回目の自立タイミングこそが、中学・高校といった思春期です。恋愛や進学など、それまでに経験のないさまざまなシーンで思い悩み、もう一度親を頼り、近づいていく時期があります。この「大人の階段を上る」非常に重要な時期に十分な愛情を親が与えてあげないと、子どもは安心して家を出ていけません。ところが、子どもを自分の自己愛を満たすためのものと見なして溺愛する親は、この時期のあとの親離れを許しません。

「お父さんの言うとおりにやればいいいんだ」

「大企業に就職すればいいいんだ」

「みろ、あの人も立派な大学を出ているじゃないか」

などといちいち指示を出し、親世代の価値観をすり込んでいきます。子どもにしてみれば、絶対的な権力で支配する暴君のようで、離れられなくなってしまいます。そうして、社会に出た瞬間、ポキンと心が折れてしまう。「あれもできない、これもできない」で自己愛が歪んでいきます。

親離れできなかった弊害は、そのあとの親子関係にも影を落とします。

30代、40代と成長していった子どもがふと、老いた親に気がつくことがあります。仕事はリタイヤしていて、年金で細々と暮らしているかもしれないし、介護が必要になっているかもしれません。そのとき、親を守ろうと思えないのです。

健全なかたちで親離れをしていれば、親を愛おしく、思いやる気持ちが自然と芽生えるものです。しかし親離れをしていないと、衰えていく親を受け入れられません。「自分の親に限って貧しくなるわけがない」「ボケるはずがない」と思い込んでしまう。放っておけば、介護疲れの果てに共倒れ、という悲しい末路を迎えてしまうかもしれません。

この世は諸行無常、生き方も変わりゆくものです。親もいつまでも元気ではいられませんですが、**親から「こうあるべき」という思考を植え付けられた子供は、生き方を変えられず、思うように自己愛を満たせなくなっていきます。これが自己愛が歪んでゆく一因です。**

リア充アピールは苦しい

親の自己愛の延長として育った弊害は、さまざまなところに現れてきます。

例えば、SNSで「リア充アピール」をする人がいます。

不特定多数の人が見ているSNSで、わざわざ「毎日の暮らしが充実している自分」、「ハッピーな自分」をアピールする。もちろん実際に、人がうらやむような日常を送っている人もいるのでしょうが、そうでない人の方がはるかに多いと言われています。

つまりSNS上でのみ、楽しそうに演じている。これはSNSのなかに、現実の自分とは異なる「理想の自分」像を作り上げているのです。

そういった投稿にたくさんのコメントや「いいね！」などがついたらうれしくなりますし、SNS上にはわざわざ他人の「理想の自分」にケチをつけにくる人もいませんから、「理想の自分」像は、ますます強固なものになっていきます。

ですが、自分の空虚な気持ちを埋めるために「自分は幸せである」というストーリーを作り上げて、「幸せ」と思い込もうとするのにも限界があります。その裏では、「そうでなければならない」という囚われに苦しんでいるからです。

「自分は友だちに恵まれている」「素敵なレストランで食事を楽しんでいる」といった華やかな投稿をしながら、陰で心を病んでいる人をたくさん見かけます。

なぜこんなことをしてしまうのかといえば、世間でよしとされている価値観や、他人の期待を体現する自分でなければならないという「べき思考」からくるプレッシャーが、彼らにはあるからです。それこそが、親の自己愛の延長として育てられた弊害です。

そこには、本来の自分ではない、虚像としての自分が生まれています。そんな不自然なことをしていたら疲れてしまうのは、当然のことです。いくら努力してSNSのなかに「理想の自分」像を作り上げたところで、一歩、リアル世界に踏み出せば、理想とかけ離れた自分と向き合わざるをえません。

そこで、心が折れてしまうのです。「どうせ自分は……」と卑屈になったり、「理想の自分」像につきあってくれない他人を攻撃したりしてしまうのです。

「さとり世代」の誕生

いわゆる「最近の若者」像を指す言葉に、**「さとり世代」**があります。

さとり世代の誕生も、親と社会に植え付けられた「べき思考」と深く関わっていると、私は考えています。

彼らの親世代は、例えば「一流大を卒業し、一流企業に勤めないといけない」という「べき思考」を植え付けました。現実にはその通りに生きられるとは限らず、特にバブル崩壊以降は難しくなっています。

そのとき、自己愛が健全であれば「一流大から一流企業へ」とは違う生き方を模索できるのですが、「べき思考」が強すぎると、「理想の自分になれなかった」というコンプレックスに囚われてしまいます。「自分は能力がない人間だ」「幸せになれないんだ」と卑屈になります。

そういった卑屈さを意識しないですむよう、現代の若者たちは特有の振る舞い方を身につけました。それが「さとり」です。夢や希望を持たず、「もう自分は十分に満たされている」「人生こんなものだよね」

といった態度で、はじめから頑張ることを放棄している印象があります。まるで仏教でいう「悟り」を開いてしまったかのように、欲がないように見えるのです。

ですがこれも、悟ったふり。虚像としての自分なのだと思います。

やりたいことがないのではなく、欲望が埋没しているだけなのです。やりたいことがあっても、それが実現できなかったら苦しい。そこで心にバリアをはり、「～がしたい」という気持ちに気づかないふりをしているのです。

その証拠に、彼らにマインドフルネスを試してもらってメンタルブロックを外すと、とても壮大で素敵な夢や希望に関する話がポンと出てきたりします。

もちろん私は、人の生き方をとやかく言うつもりはありません。それで健やかに生きていけるのであれば、何も問題はないのですが、現実には、うつ、無気力、自律神経失調症の症状に苦しんでいる若い世代の人たちが、クリニックにもたくさんやってきているのです。

パワハラ上司も悩んでいる

自己愛が歪んだまま、無理に自信を持とうとすると、それは「過信」になるしかありません。根拠のない自信にしがみついて、「俺はやれるぞ」と自己暗示をかけるのです。

しかし、根拠がないために、過信はもろく、安定しません。何かあると、すぐに弾けてしまいます。

例えば、仕事でミスが多く、他人にずっと否定され続けてきたような人は、たったひとつプロジェクトがうまくいったというだけで、ドン底から蘇ったような気がして、「これからも、すべてうまくいく」などと過信に振れることが、よくあります。

しかし、またミスをしたときの反動は大きく、「やっぱりダメだった」と一気に自責に変わります。

反対に、他責に向かう人もいます。

過信とはいえ、本人にとってはやっと手にした自信ですから、それを手放したくないと、執着するわけです。すると、批判してきた人に攻撃で返したり、人との交流を断つことで、過信を守ろうとします。

実は、パワハラ上司が、これにあたります。

パワハラというと、直接の被害者である部下のほうに同情したくなるものですが、クリニックには上司のほうもやってこられます。話を聞いてみると、上司もまた、もろく傷つきやすい心を持っていることがわかるのです。

彼らは、上司は部下を批判できるという関係性を利用して、「自分が優位である」ことを確認しようとします。罵声を浴びせたり、無茶なノルマを課して部下を攻撃することでしか、根拠のない自信をキープできないのです。

本当の自信を持った上司とは、部下の言葉にきちんと耳を傾けることができる人のことでしょう。そんな上司になるためにも、根底にある自己愛の歪みを健全なものにし、「自分にはこれができるんだ」と、自分を肯定する気持ちを育てるところから、始めなくてはいけません。

ブッダも人と自分を比べていた

自信の裏返しは、劣等感です。「自分は他人よりも劣っている」と感じる心のありようです。

健全な自己愛を持っていれば、他人と自分を比較することなく、「自分はこれができるんだ」と満ち足りた気持ちでいられます。それができないのは、「〜でなくてはならない」という「べき思考」が根深く残っているからです。

マインドフル・ウォーキングは、そうした「べき思考」の囚われをはずし、ありのままの自分を肯定する心を育みます。

そもそも「自分が劣っている」と判断するモノサシは、親や社会に植え付けられた価値観です。

ですが、仏教においては、自分と他人を比べるという発想そのものが、ありません。逆に言えば、他人と競っているうちは、いっとき「自分の方が優れている」と思えたとしても、決して満足できないのです。

現代社会には、お金も地位も手に入れたのに、なぜか不機嫌そうにしている人がたくさんいますが、彼らの多くは、ありのままの自分を思いやることができず、他人と自分を比べ続けてしまっています。

しかしお金も地位も、欲求に際限がないものです。他人と比べている限り、「あの人は自分よりもえらい」、「あの人は自分よりもお金持ちだ」、という劣等感をぬぐい去ることはできないのです。

シッダールタ（のちのブッダ）でさえ、他人と自分を比べていた時期がありました。仲間と競い合うようにして苦行に励んでいた頃は、6年間の年月を費やしても、悟りを得ることができませんでした。ところが、仲間から離れ、ひとり菩提樹の下で覚悟を決めます。命をかけた深い瞑想をしました。ちょうどその日は、満月の夜でした。明け方に太陽が昇る頃、悟りを開きます。35歳の時でした。

他人にどう思われようと、自分が自分を思いやることができれば、幸せに生きられる。しかし、これほど大きな価値観の転換を言葉だけで行うのは、まず無理です。ブッダもまた、瞑想を通じて、ようやく悟りを開いたのです。

自分を肯定できない現代人

精神科医のフロイトは、「やる気（欲動）のほとんどは性欲に端を発する」としましたが、やはり精神科医のハインツ・コフートは、**「人とのやりとりのなかで健全な自己愛を育て、人と協調関係を結んでいくのが人間の幸せだ」**と考えました。

フロイトの精神分析学は一世を風靡《ふうび》しましたが、フロイトよりもコフートのほうが、現代というものを反映していると私は考えています。

歪んだ自己愛は、**「自責的な自己愛」**と**「他罰的な自己愛」**に分かれます。簡単にいうと、攻撃性が自分に向くか、他人に向くかの違いです。**それぞれ極端にふれると、サイコパスと引きこもりになります。**歪んだ自己愛は、傷つきやすい性質を持っていますが、例えば誰かに批判されたとき、周囲が驚くほどの怒りをぶつけてくるのがサイコパスですし、部屋に閉じこもってしまうのが引きこもりです。全く別のキャラクターのように見えますが、根底にあるものは同じ、歪んだ自己愛であることが多いのです。どちらも問題です。

こう言うと、「他者を攻撃する自己愛の人は最強じゃないか！」という人がいます。自分さえよければいいのだから、他人のことなど気にせず、好き勝手に振る舞えるじゃないか、元気でいられるだろう、ストレスもたまらないだろう、というわけです。しかし実際は、彼らも苦しむことになります。**他者を攻撃することで安心を得ている彼らは、やがて攻撃する相手がいないぐらい孤立してしまうと、一気にうつになるのです。**

先に触れた通り、健全な自己愛とは自分を肯定するものです。「坐禅の指導ができる」「お経を読める」といったおだやかな気持ちのことです。これが歪んだ自己愛になると、「私は○○和尚よりもお経がうまく読めない」「20年修業した老師に比べたら坐禅の指導ができない」と自分を否定し、卑屈になったり、他人を攻撃したりします。

「20年修業した老師にかなわない、自分よりスゴイ人がいる」というのは、疑いようのない事実だと思いますが、ここで大切なのは、その事実の受け止め方です。

健全な自己愛を持っていれば、「だからもっと勉強しよう」「だからもっと成長しよう」と、人間として成長する方向にエネルギーが向かいます。逆に自己愛が歪んでいると、自分をけなしたり、人を貶《おとし》める方向にエネルギーが向かう。「〜ができる自分」を肯定できず、「〜ができない自分」を受け入れられない。これが「自信がない」という想念の正体です。

健全な自己愛を育むたった1つの方法

日本人の自己肯定感は国際的にみても著しく低いことがわかっています。禅の発祥の国なのに、もっともマインドフルネスが必要とされているのは残念なことだと思いませんか。

歪んだ自己愛を直す方法は、たった1つしかありません。

それは、自分への思いやり、慈しみの気持を養うことです。つまり「自慈心」が、自信の根底にあるのです。

自分に対する思いやりがないと、他人を思いやることもできません。自分に対する慈悲の気持ちが弱い人は、人助けをしているように見えても、どうしても見返りを求めてしまいます。そのために相手の反応によっては深く傷ついたり、怒りが芽生えたりする。他人に振り回されてしまうのも、自慈心が足りていないからなのです。

このあたりは少し難しく感じるかもしれません。わかりやすい事例を紹介しましょう。

東日本大震災以降、被災地にボランティアに駆けつけた人が、バーンアウト（燃え尽き）

して帰ってきてしまうというケースが度々見られました。被災した人たちは、住む場所も家族も失ったショックがあまりにも大きく、ボランティアに助けられても「ありがとう」が言えなかったり、「助けなんていらない」と拒否することも当然ながらありますが、人助けをすれば感謝されるだろうと見返りを求めてやってきた人は、燃え尽きてしまうのです。

私のクリニックにやってきた患者さんにもそのような方がいました。部屋に引きこもっていたある男性の患者さんがボランティア団体に入って、被災地に向かったのですが、数週間で「もうボランティアなんてやりません」と引きこもりに戻ってしまったのです。それから数年間、カウンセリングを通じて、自慈心の大切さを語りかけているのですが、実感としてはまだ理解が難しいようです。

しかし、頭で理解できなくても、歩くことはできる。やはり、すすめるのはマインドフル・ウォーキングです。**歩き続ければ心の視野狭窄が外れ、ありのままの自分を慈しむ心が生まれます。そうして「自分は～ができる」とおだやかに肯定できるようになれば、見返りなしに他人を思いやれるようになる。健全な自己愛とは、そういうものです。**

歩くことで、「他者への思いやりと共感性」が育まれていくのです（このテーマは7章で改めて考えることにしましょう）。

自分を小さくする

歩くことが、歪んだ自己愛を健全に戻すことにつながります。そこにあるのは、**「自分を小さくしていく」**という感覚です。

自己愛が歪んでいると、例えば「上司に言われたあの一言が許せない」となったら、その思いがどんどん大きくなっていきます。人間は、考えたくないものほど、余計に考えるようにできています。そうして、本来はちっぽけであるはずの問題で、頭の中がいっぱいになってしまいます。皆さんも思い当たることがありますよね?

でも、部屋を出て広い外の世界を歩いていると、自分は森羅万象の大自然のなかにあって、ただのちっぽけな存在だと思い知らされます。自然から受け取る音や光、風といった刺激に囲まれていると、自分1人のパーソナルな悩みが価値を失っていきます。そのちっぽけな自分こそ、本来の自分の姿なのです。

95ページで紹介した50代の男性は、「歩いていたら急に、セミの声に囲まれた感じがした」

と言いました。「それまで自分がいる世界には薄いフィルターがかかってモヤモヤとしていたのに、急にフィルターが剥《は》がれて世界がキラキラと輝いて見えるようになった」。彼はそんな言い方をしました。そうしたら、自分が抱えている悩みやストレスは、どうでもいいものに思えてきたそうです。

でもこの男性のあまりにも鮮やかな「生まれ変わり」のストーリーを目にされたとき、「自然がキラキラして見えるようになっても、職場に戻れば、またいつものストレスが待っているのでは?」そんな風に疑問を持たれる方もいるのではないでしょうか。

私たち人間の脳は、非常に精緻な「防御機能」を備えています。幼少時に両親との関係で深いトラウマを抱えた人は、成人後も長い間、「自分と世界との間に幕がかかったような感覚」を持つことが知られています。

こういった現象を「**離人感**《りじんかん》」といって、外的世界から心を過度に防衛しようとする脳のはたらきによるものです。

そしてこの現象は、日頃仕事などでストレスが慢性化している人においても起こり得ます。近年急速に進んでいるトラウマ治療の研究によって、マインドフルネスの実践でありありとした心と体の感覚を取り戻せるようになってくると、この離人感が低減してゆくことがわかってきました。

そしてその感性の輝きは、もはや歩行瞑想をする際の一時的なものではなく、半永久的にたずさえ得るものとなるのです。これこそが、従来の薬物療法とは明らかに異なる、マインドフルネスが心を根底からケアする素晴らしい性質と言えるでしょう。

しかしながら、マインドフルネスがどんなに優れた思考メソッドであっても、頭のなかで「自分はちっぽけなんだ、だから悩まなくていいんだ」と考えるだけだと、こうはなりません。歩いたからこそ、囚われから解放されるのです。

「世界がキラキラ輝いて見えるなんて、そんなおとぎ話みたいなことがあるか?!」

そう言いたい人の気持ちも、よくわかります。でも、マインドフルに歩くのを習慣にすると、それぐらい、物の見え方が変わってしまいます。正確には、これが「本来の世界だったんだ、今までは見えていなかったんだ」と発見するのです。

それなら、みなさんもきっと経験があるはず。例えば、都会を離れて高原などに着いたとき、一口に緑といっても、こんなにいろんな色があったのかと、驚いたことはありませんか。いくら都会より空気がきれいといっても、緑の色が変わるほどではありません。変わったのは、見る人の心のありようなのです。

結果に振り回されないためのルーティン

メジャーリーグのイチロー選手のような一流アスリートが「ルーティン」を取り入れていることは、皆さんご存知だと思います。

イチロー選手は、バットを回してから構えに入る。あれをやめろと言われたら、相当パフォーマンスが落ちてしまうでしょう。

私も100メートルの選手だった頃は、スタート前に身体をパチパチと叩いたり、スターティングブロックに足を置くときに逆立ちする風変わりなルーティンを持っていました。1度、審判員に「逆立ちはダメだよ」と注意され控えたことがあるのですが、結果はボロボロでした。

ルーティンも、マインドフル・ウォーキングと同じように、「自分はこれでいいんだ」と自信を持つための、大事なスイッチなのです。

ルーティンを持っているのは、何もアスリートたちだけではありません。

例えば会社の経営者が、節目節目に神社でお参りをする。「困ったときの神頼み」という気持ちもあるのだと思いますが、精神科医の視点から言えば、自分の心を整え、集中させるためのルーティンとして、神社やお寺を使っているのです。神仏の前で手を合わせると、心が落ち着き、「自分はこれでいいんだ」、「困難があってもこの道を進んでいくのだ」と思える。お参りすると、条件反射的に、気持ちが切り替わるのです。

朝、仕事の前にコーヒーを飲む人が多いのも、カフェインによる覚醒効果よりも、「さて、コーヒーを飲んだから1日頑張るぞ」と気持ちを切り替える意味が大きいように思います。その証拠に、黙ってノンカフェインのコーヒーを飲まされても案外気がつきません。

さて、日常のなかにルーティンを取り入れたいなら、マインドフル・ウォーキングはぴったりです。

働いている人も、家にいる人も、ここぞ、というときに歩く習慣をつけておきましょう。

何度か紹介していますが、休憩時間に階段を上り降りするのもルーティンの1つです。

マインドフルネスは切り替えの力を高めるもの。ですから、**効果を高めようと思ったら何かに取りかかる前、気持ちを切り替える必要があるときに合わせて行うのがおすすめです。**例えば、準備を整えてさあプレゼンだというとき、あるいは朝目覚めて会社に行く前、布団に入る前、などです。

もう1つ、ぜひやっていただきたいのは、**大仕事を「終えたあと」**です。

というのも、大仕事のあとも、しばらくの間はまだアドレナリンが出ていて、ちょっとしたトランス状態に入っています。「うまくいった!」にせよ、「失敗した……」にせよ、気持ちが強く出ている。良くも悪くも、結果に左右されすぎているのです。

そこで、**重要なプレゼンが終わったあとでも、大切なテストが終わったあとでもいいのですが、気分が高揚しているときは、あえて歩いたり、呼吸瞑想をしてください。**

すると、結果を素直に、ありのままに受け止められるのです。うまくいったときも、いかなかったときも、

「結果はともあれ、よく頑張れた」

と、自分をほめてあげたい気持がわいてきて、どんな結果であろうと、マインドフルに

受け止められるのです。

　これができるかどうかが、結果に振り回されて次の一歩を踏み出せなくなる生き方と、結果をふまえて反省したり成長できる生き方の、どちらに進んで行くかの分かれ道となるのです。

　結果は確かに大事かもしれませんが、その結果に一喜一憂していては、心のエネルギーを消耗するばかりで、成長は望めません。

　結果がどうなろうと、「自分は一生懸命やった」という事実を認め、「次はこうしていこう」と前向きに物事を進めていく。そういう気持ちの切り替えができる人が、本当の意味の成功者なのではないかと、私は考えています。

　これは私自身も実践していますし、患者さんにもよくすすめていることです。

　ただし、注意してほしいことがあります。

　トランス状態にあるせいで、ともするとマインドフル・ウォーキングに集中できず、ただウロウロ歩く、ということになりがちです。ふつうの散歩のつもりならそれでもいいのですが、瞑想とはいえません。いつも以上に、足の裏の感覚に注意を向けるよう意識して、歩いてみてください。

自己愛が「折れない心」をつくる

最近話題の「**レジリエンス**」も、自己愛で説明がつきます。レジリエンスとは、「折れない心」のこと。強いストレスにさらされても、それに耐え、適応していく人のことを「レジリエンスが高い」などと表現します。

ただ私は「ストレスを自分の糧《かて》にしていく力」といったほうが、本当のレジリエンスの理解に近いのではないか、と考えています。

「ストレスに耐える」というと、まるでストレスが悪者のようですが、必ずしもそうではないのです。それは、負荷をかけてトレーニングをしないと筋肉が発達しないのと同じです。

アスリートは多少の筋肉痛でも練習を休みません。練習のない日にも「**アクティブ・レスト**」といって、筋肉疲労を適度な運動やマッサージによって超回復のための「バネ」として活用するのです。

ストレスも、そこに痛みがあるから人間は成長します。ストレスから逃げてばかりいると、いざ強いストレスがかかったときに他人を責めたり、ストレスから逃げるようにして引きこもってしまいます。

では、どうしたら、ストレスを自分の糧にできるのでしょう?

ストレスが多い状況に身を置いていたとしても、歩いて、メンタルブロックが外れた状態で眺めてみると、

「ここには自分にとってプラスになるものがあるな」

と発見できるかもしれない。これこそ、レジリエンスだと思います。

「**あなたを殺さないものはあなたを成長させる**」とは、100年以上も前に生きたドイツの哲学者・ニーチェの言葉ですが、これはそのままストレスにも当てはまるのです。

例えば、仕事がうまくいかなくて、自己採点で50点しかとれなかったとしましょう。

レジリエンスがついてくると、一瞬はガッカリするかもしれませんが、すぐに立ち直り、

「60点にするにはどうしたらいいだろう?」と前向きに考えられるようになります。
これが「50点をありのままに受け止める」ということです。

私は、ただ頑張ることが素晴らしいのだと言いたいわけでありません。

「こんな点数じゃダメだ、恥ずかしい」と思って頑張るよりも、「もっと良い点がとれたら楽しいだろうな」と思って頑張るほうが、ずっと自分を成長させますし、前向きに生きられます。

最近の研究では**「楽観脳とレジリエンス」**に関して、両者のつながりが非常に深いことがわかってきました。現実を無視して、ただ楽観的になるのとは違います。

マインドフルネスを実践してゆくことで、現実をありのままに見すえた上で、それをポジティブに受容して、未来への原動力に変えてゆくことができるのです。

私が、マインドフルネスを「現代を健やかに生きるための叡智」と定義するのは、そんな理由からです。

5章のまとめ

◇「歩く目的」を意識しすぎると逆効果。

◇ 人への思いやりと共感のベースになるのは「自慈心」。

◇ 健全な自己愛と、歪んだ自己愛の違いを知っておく。

◇ 親から植え付けられた「べき思考」が、自己愛を歪ませる要因の１つ。

◇「リア充アピール」で心を病む人も「べき思考」に苦しめられている。

◇ パワハラ上司は、部下攻撃でしか根拠ない自信をキープできない。

◇ ブッダにも、他人と自分を比べている時期があった。

◇ 歪んだ自己愛は「自責的な自己愛」と「他罰的な自己愛」に分かれる。

◇ 他者を攻撃して安心する人は、攻撃対象がいなくなると一気にうつになるくらい苦しむ。

◇ 自慈心が自信のベースにある。

◇ 歩くのは、気持ちのスイッチを入れるときと、大仕事を終えたあとが特におすすめ。

◇ 歩くことで、ストレスを糧にする「レジリエンス」が身につく。

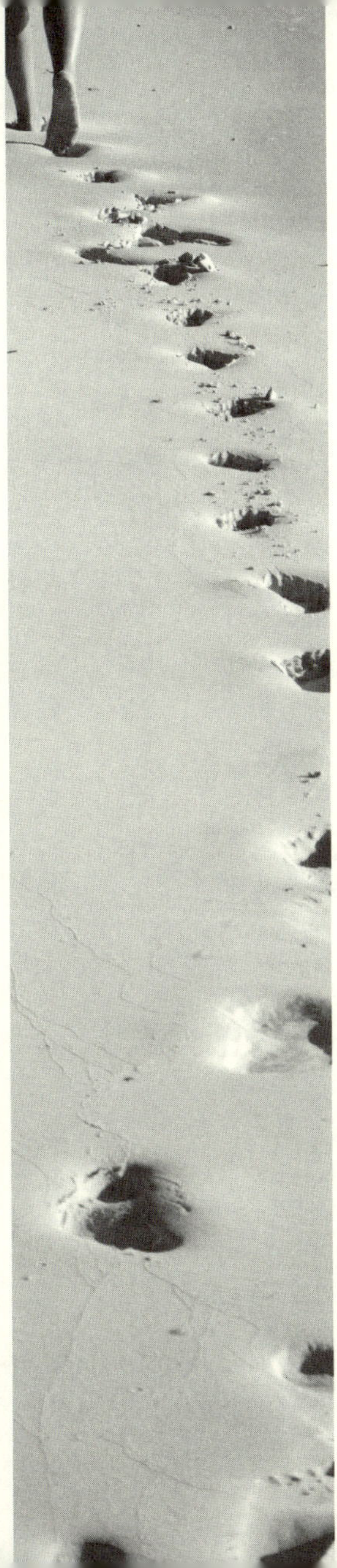

6章

歩くと他人に流されなくなる

開かれていながら心はおだやか

健全な自己愛があれば、自信がつき、他人に流されることもなくなります。流されないといっても、頑《かたく》なで、人の意見に耳を傾けない、ということではありません。むしろ、歩けば歩くほどにオープンな人になっていくのが、面白いところです。

私にも印象深い経験があります。ちょうど3年半の禅の修行から帰ってきて、マインドフルネスという言葉を知り、生活のなかで歩く瞑想を実践していた頃のことです。

学生時代の旧友たちに会食に誘われ、横浜駅そばの雑踏のなかを急いでいました。焦ってはいけないと思って、スピードはそのままに、呼吸と足の運びのリズムを合わせていました。ちょうど、マインドフル・ウォーキング応用編の要領です。

すると突然、T字路から自転車が飛び出してきました。「ぶつかる!」そう考える間もなく、自然と身体が動き、なんとか避けることができました。「こう避けよう」などと思う前に、とっさに飛びのいた自分の身体の反応に驚きました。

それだけではありません。ふつうだったら、「こんなに人通りの多いところを、自転車であんなにとばして走るなんて！」と怒りがわくところでしょう。でも、そのときの私は怒るどころか、「大丈夫？」と声をかける余裕すらありました。相手の中学生がびっくりしていたぐらいです。

私が何を言いたいかというと、こういうことです。歩く瞑想により、脳はだんだんとフォーカスト・アテンション（集中）からオープンモニタリング（洞察）の状態に切り替わり、周囲の情報がキャッチできる状態になります。これはブッダの伝えた「ヴィパッサナー瞑想」に近いもので、周りの環境におだやかな注意を向けつつ、自分の心を整えられるのです。

簡単にいえば、**世界に対して十分に開かれていながら、心は安寧であるという状態です。**

この本の冒頭で、現代が情報過多の社会であり、それが脳のマインドワンダリングを招いているという事実をご説明しました。そしてマインドフル・ウォーキングはマインドワンダリングを止め、脳を休ませる最高の方法である、とも。

情報化社会はこれからも加速し続け、また時には心ない他者の言葉に落ち込むこともあるでしょう。かといって、引きこもって暮らすわけにはいかないのが現実です。そんなとき、外の世界に心が開かれていながらもおだやかな、心のありようが大切になってくるのです。

嫌いな人にはマインドフル・リスニング

「流されない人」という言い方をよく聞きますが、どんな人のことをいうのでしょう。

私は「心の幹がある（心幹）」という言い方をします。いわば「心のアンカー」です（心理学でいう「アンカリング」とは別物です）。呼吸や足の感覚にアンカー（錨《いかり》）を下ろしている。港に停泊している舟のようなものです。ゆらゆら波に揺られてはいますが、アンカーで固定されているので、そのままどこまでも流されていってしまう心配がありません。安心感から、揺られる感覚を楽しむ余裕もあります。

ここでいうアンカーが、マインドフルネスです。**足の裏や呼吸の感覚に錨を下ろしていれば、例えば苦手な人の話を聞いているときも、引きずられることがありません。**「それは辛かったですね」などと相手の気持ちに寄り添いながらも、自分の心は揺れません。

このコツをつかめると、人の話をしっかりと聞きながらも、過度に影響されることなく、生きられるようになります。

そこで**「マインドフル・リスニング」**を紹介しましょう。私たちはふだん、相手の話を聞いているようで、ほとんど上の空ということが少なくありません。

ここではあえて、相手の話を一生懸命聞いてみます。マインドフル・ウォーキングが自分の足の感覚に注意を向けるものなら、マインドフル・リスニングは相手の話に注意を向けるものです。相手がどんな気持ちで話をしているのか推測し、短い言葉に「サマライズ（要約）」します。例えば、相手が2〜3分話したら、20秒ぐらいでまとめられないかと意識しながら聞きます。すると「話の要点はどこかな？」と情報収集しますね。相手はどんなふうに辛いのかな、何を伝えたがっているのかな。そう思うと、相手の話に集中していきます。そのあとで「なるほど、こんな理由で辛い思いをしたんですね」と要約してあげると、相手も「自分の話をちゃんと聞いてくれたんだ」と安心して、口調も心もおだやかになっていきます。

こちらも情報収集のつもりで話の内容に集中して聞いているので、心を揺さぶられることがありません。話がネガティブでも「今辛い状況なんだな」と冷静に受け止められます。「この人はまたネガティブなことを言い出した」「私の気分を害するに違いない」といった、メンタルブロックによる決めつけを、手放すことができるのです。

脳を消耗させない「聞き方」

人の話を真剣に聞く。意外にも、これが「他人に流されない」ためのコツなのです。当然、人間関係もよくなるのですが「でも、人の話なんて聞きたくない」という、心に余裕の持てない人も少なくないはずです。それはおそらく、

「人の話を聞くという行為は、相手のためにするもので、自分は我慢しなければならない」

「自分の貴重な時間とエネルギーを、どうして他人のために使わないといけないんだ？」

と考えているからでしょう。

でも、実際は逆なのです。マインドフル・リスニングは話を聞く側、つまり私たち自身のためにあるのです。なにしろ、人の言葉にいちいちイライラすることがなくなりますし、相手にも信頼してもらえる。何より、相手の話に感情が揺さぶられないのですから、脳が疲れずにすみます。その効果は、臨床心理学やカウンセリング、コーチング、コンサルティングなどの分野でも、よく知られているところです。「傾聴《けいちょう》」や「アクティブ・リスニ

ング」とも共通性の高い、話の聞き方といえるでしょう。

私がクリニックで患者さんのお話を聞くときも、マインドフル・リスニングにずいぶんと助けられています。患者さんはそれぞれに、「自分はこんなに辛くて、こんなに悩んでいる」というお話をされ、ときには激しく泣き出してしまうこともあります。1日に何十人という患者さんの話を自分のことのように受け止め、その感情に流されてしまっては、とても身が持ちません。

かつての私は、「この人はこんな症状があるから、これぐらいのグレードの抗うつ薬をこれくらいの量で処方しよう」と、薬の話に置き換えることで脳にバリアを張っていました。そうしないと、引き込まれてしまうからです。診察が終わっても気持ちを切り替えられず、次の患者さんの話を聞いているときも、上の空になってしまいます。「先生、わかってくれますか?」と呼びかけられて、ハっと我に返ったことが何度もありました。

本当の意味での「心の診療」は、あの頃の私には全くできていなかったと反省しきりです。耐えきれずに、診察中に順番を待つ患者さんのカルテが机に積み上げられるたびにイライラして貧乏ゆすりばかりしていました。いたたまれなくなって診察の合間にウロウロ歩いたりしたものです(もちろん「マインドフルに」ではなく……)。そんな状態は精神科医としてあってはならないことですが、本当は逃げ出したい気分だったのです。患者さん1人ひとりに向き合いたいと願いながらも、一刻も早く外来が終わってほしい、いっそ患者さんが来なければいいと思ってしまうことすらあり、自責の念にかられもしました。

でも、今は違います。

今、患者さんを前に考えるのは、「この人のために自分ができることはなんだろう」ということだけです。それは、禅の修行とともにマインドフルネスに触れたから、できるようになったことだと思っています。何十人という患者さんのお話を聞いても心は揺れませんし、脳も疲れません。患者さんの話をしっかりと聞いて、サマライズしてさしあげて、「本当に辛かったですね」と返したときに、患者さんの表情がふっと和らぐ。その瞬間を本当にうれしく思います。

ときには、患者さんにキツイことを言われることもあります。そのときも、

「どうしてそんなひどいことを僕に言うのだろう?」

ではなく、患者さんの辛い気持ちにフォーカスし、

「この人はどういう気持ちでこういうことを言うのだろう?」

と推測しながら聞けるようになりました。

昔は「僕の何が悪いんだ！」という不満ばかり。実際に私がミスをしていたとしても、「そのくらい何だっていうんだ、せっかく全力で治療してるのに！」という、奢《おご》った気持ちがありました。そうやって必死に自分の心を守ろうとしていたのです。でも今は、「こちらのミスであり、申し訳ないことだ。しかし、こんなにも重大なことのように怒るのは、きっと心に余裕がないのだろう」

「この人自身、誰かに責められ続けているせいで、人のミスを見逃せないのかもしれない」

こんなふうに、余裕をもって考えられるようになりました。

良いことは続いていきます。私がおだやかになるほど、患者さんも次第におおらかになっていき、昔ほどキツイことを言われなくなったように思います。言い方を変えれば、以前の私の急《せ》いた診療の様子が、患者さんの心にも大きな焦りや憤りを生んでいたことは、想像に難くありません。

相手のことを尊重し、話を真剣に聞けば聞くほど、相手の接し方も優《やさ》しいものに変わります。自分から与えた優しさは、また自分に戻ってくるのです。

「マインドフル・リスニングは話を聞く側、つまりあなた自身のためにある」とは、そういうことです。まるで、仏教でいう「**因果応報**《いんがおうほう》」そのものです。

不意打ちにも負けなくなる

そうはいっても、マインドフル・リスニングどころではない「不意打ち」も少なくありません。お客さんからのクレーム、親に反抗する子ども、上司の怒り。そんなときでもできるだけ、プラスになる情報を収集するよう、意識してみましょう。

そのとき働くのが、脳内のセイリエンス・ネットワーク（SN）です。

すでに触れたように、マインドフル・ウォーキングは、デフォルト・モード・ネットワーク（DMN）の働きを抑え、セイリエンス・ネットワーク（SN）とセントラル・エグゼクティブ・ネットワーク（CEN）を活性化するものですから、**科学的にも「歩けば不意打ちにも強くなる」と説明がつきます。**セイリエンス・ネットワークの働きは、体内の感覚や外部からの刺激による感覚のなかから、適切な行動をとるために最も関連性の高い感覚を選択することです。簡単にいうと「気づき」を促す能力をつかさどっています。

「カクテルパーティ効果」をご存じでしょうか。心理学の用語で、騒がしい立食パーティでも目の前にいる人の話だけはしっかり聴き取れる、という現象を指します。

すべての音を耳に入れていたらうるさくて話をするどころではありません。そんなときに、人間の脳が持つ「選択的注意」という機能が発動し、話し相手の声のみを聞き分けるのです。会議ではちゃんと内容を聴きとって議論していたのに、あとで録音を聴いたら、色々な人の声が雑音となって全然聴き取れないということが、よくありますね。これこそ、選択的注意という注意制御機能がいかに優れたものであるか、よくわかる一例です。

同じことを、対人関係にも応用できます。「上司が怒っている」という状況からもプラスの情報を引き出せるのではないかということです。

「上司が怒っている」のは事実だとしても、上司の言葉のなかには、怒りの感情以外にも「ここはこうしてほしい」「この点はよかった」といった建設的な意見も少なからず含まれているはずです。自分の感情が揺さぶられると、「上司が怒っている」事実に気を取られてしまうのですが、セイリエンス・ネットワークがきちんと働いていれば、「怒りはさておいて、今後役立つものがあるかもしれないから、聞いてみよう」とできるわけです。会議で厳しく反論されても、耳をふさぐのではなく、「一理あるんじゃないか」と、冷静に受け止められるようになります。

子どもの頃の自分に戻れる

「他人やとっさの状況に流されず、自信を持って自分がやりたいと思うことをやろう」なんて言われると「それってどんな気分なんだろう」と思いませんか？　大人になって分別がつくと、イメージするのが難しくなっていくようです。

あえて言うなら、子どもの頃の感覚に似ているかもしれません。楽しいからやる、お腹が空いたから食べる。眠いから寝る。そんな感覚を思い出せるかもしれないのです。

マインドフルネスには「意図的に、今この瞬間に、評価や価値判断をせずに、注意を払うこと」という定義がありましたね。これは子どもの生き方そのものです。

子どもは価値判断の材料となる情報を持っていない、まっさらな状態ですから、分別することもありません。ありのままの、無分別の世界を生きています。余談ですが、そんな子ども時代を過ごすことすら大人たちから許されず、幼い頃から分別をつけて生きてしまった大人が、アダルトチルドレンになってしまうのです。

もっとも、大人になれば自然と分別がつき、「子どものように」などと言ってはいられなくなります。私も、子どものままでいればいい、などと言うつもりはありません。しかしマインドフルネスがあれば、いっとき、子どもの頃に戻れる。「楽しいからやる」という原点に立ち返れるのです。これほどのリフレッシュは他にないと思います。しかも、いつでもできるというところがすごいのです。

大人が、たとえば「夏休みに思い切り遊んで、いっとき童心に帰れた」としても、せいぜい1年に数日ぐらいで、日常に帰ることになります。でも、マインドフルネスがあれば、1年中、いつでも生き生きした子ども頃の気持ちに戻ることができます。

こうした原点回帰の時間が、大人にありがちなメンタルブロックを壊してくれます。「〜すべき」という思い込みを捨て、自分らしく生きられるようになります。

患者さんのなかには、「大企業で部長をやっていた私が」という前置きなしには話ができない人がいます。原点回帰が難しい人たちです。予診表の一番上に「元・○○社 ●●事業本部長」となぜか会社名と役職名が書かれていて、話を聞き始めると、まっさきに「私は○○で役員をしていまして」とくる。退職後に肩書がなくなったことに気づき、うつ病などの心の病にかかってしまうのも、こういった方たちにとても多いのです。

「バカになる」とはどういう意味か

世の中には、私も「これはとても相手にできないな」と思うような強烈な人がいます。「サイコパス」は、その典型です。まともに話を聞いていたら、ネガティブな想念が浮かんできて、心が辛くなります。

まして一般の人が対処するのは、とても大変だと思います。しかし、面と向かってこちらの人格を否定するようなことを言ってくるのに、逃げようにも逃げられない、という場面もあるかもしれません。

そういうときに肝心なのは、自分の意見を挟《はさ》まないことです。会話は相づちのみに徹します。真面目に相手をするのは諦めて、ただ、話を前に進めるためだけに、「はい、はい」と相づちを打ちましょう。

健全な自己愛が身についていれば、そこで卑屈になったり、ムキになって言い返したりしなくてすみます。ひたすら相手の言い分を聞く。「この人は、自分を批判したいんだな」

と心のなかで要約する。「あなたは批判したいんですね」などと口に出すのは、得策ではありません。「怒っているけど、自分にプラスになることも話している上司」などと違い、ただ自分を批判したいだけの相手ならば、関わりを持っても苦しくなるだけです。

もし、共感できる要素や、自分のプラスになる情報を引き出せる可能性がないならば、その人からは離れてもいいのではないか。本当に問題がある人を前にしたら、そういう選択もある、ということです。相手よりもまず、自分のことを思いやりましょう。

嫉妬する・されるという関係にも、同じことが言えます。嫉妬をするタイプの人は、結局のところ、何をどこまで手に入れても、心が満たされることがありません。だからいつまでも嫉妬してしまうんですね。隣の芝は青いとはよく言ったもので、自分の庭に素晴らしい盆栽があるのに、なぜだか隣の芝がうらやましい。しかし、自分の家に同じ芝を植えても、隣の家に自分が持っていないものを見つけると、また欲しくなる。きっと、まったく同じ家、まったく同じ庭を手に入れても、隣の家だというだけで嫉妬するのです。

何を言いたいかというと、**嫉妬されるのを防ぐ方法はない**、ということです。

それで嫉妬される側が困るかというと、そんなことはありません。自分が置かれている境遇を慈しみ、幸せだと思えるなら、それ以上求めるものはないのです。

多くの人に憧れられ、嫉妬される職業ともいえる芸能人は、みんなそうかもしれません。「人にどう見られようと、今私はこれが幸せである」と思えたら、他人のことは気にならなくなる。幸せに生きたいと願うなら、相手を嫉妬させない術を考えるより、今ある状況をそのまま楽しむことに尽きます。

そして、そんなふうに、あっけらかんと状況を楽しんでいる人は、やがて文句も言われなくなってゆきます。相手もだんだんと、嫉妬するのが馬鹿らしくなってくるのです。コソコソしていると、かえって嫉妬を煽《あお》ります。

「あれこれ考えずにバカになれ」と言っているように聞こえるかもしれませんが、実はその通りです。あの良寛さんの正式な僧名も「大愚《たいぐ》良寛」と言います。

私もよく、禅の修行中に言われました。ほかにも弟子はたくさんいるのに、老師は私にはとくに何度も「バカになれ!」と叱りつけたのです。

老師はこう言いました。医者で、30過ぎの年齢で、まわりの若い弟子たちに比べると、世の中を見た気になっている、お前こそバカにならなきゃいけない。

天狗になっている気はなかったつもりですが、私が「こうしたほうが時間をセーブできるかもしれないな」などと思案して動いていることが、何十年の禅の修行を続けてこられた老師にはわかっていたようです。料理をするときも、煮え加減はどうだ、塩加減はどうだと、医者時代には包丁を持ったこともない私は、本を読みながら悪戦苦闘していました。しかし思うようにならない。そんなとき、老師は「とにかくお前は1回バカになれ！」と言いました。老師は「計算するな、考えるな」と伝えたかったのだと、今になってわかるのです。一生懸命つくっても「からい！」と言われたら、からすぎたんだな、と学べばいい。そのときそのときにできることをやればいい。先回りして石橋を叩くようなことをしてはいけない。

以来、私は考え方をがらりと変えて、とにかく汗水垂らして、バカになるようになりました。同期の修行仲間に「君はあまりにもバカになりすぎだ」と呆れられるほどに……。今思えば、あのとき、開き直ったところから、私のマインドフルネスが始まったのです。

私が修業した建長寺では、12月になると大晦日の少し前、夜から明け方まで、みな褌《ふんどし》一枚に長靴だけ履いて、餅つきをするのが決まりでした。寒空の下、素っ裸で餅つきなんて、バカにならないとできません。でも、誰一人として風邪すらひきません。翌日は昼までぐっすり寝て、起きたらお餅を食べる。それですっかり元気。

バカになるのも、とっても大事なのです。

6章のまとめ

◇「マインドフルに歩く」ことをを続けると、人や社会に壁をつくらず、オープンなのにおだやかでいられるように、心を整えることができる。

◇ 苦手な人、嫌いな人の話を聞くと引きずられる場合は「マインドフル・リスニング」を。

◇ 相手の話を真剣に聞くのが、流されないコツ。

◇ 歩けば、予期せぬトラブルなどの「不意打ち」に強くなれる。

◇ 子どもの頃の自分に戻るような「原点回帰」ができると、メンタルブロックが外れやすくなる。

◇「サイコパス」など、プラスになる要素が全くない相手からは、離れる選択肢もある。

◇「バカになる」ことも大事。

memo

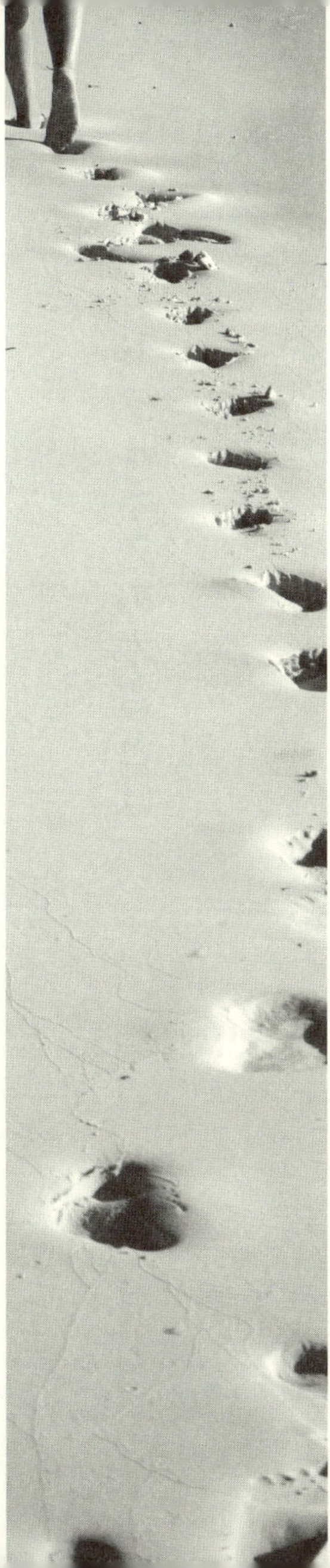

7章

歩くと、自分も他人も大事にできる

マインドフルネスの本質とは

自分を思いやる気持ちを持てるようになると、他人に共感し、他人を慈しむ心が生まれる。こんなことを話すと、「歩ければ頭がスッキリする！」という本書の入り口から、ずいぶん遠いところまでやってきた気がしますが、私はマインドフルネスの本質は、ここにあると思っています。

最初は少し、わかりにくい話に感じるかもしれません。でも実際にそれを経験した人の話を聞いたら「なるほど！」と納得するはずです。同時に、「そんなふうに自分も他人も大切にしながら生きられるなんて、うらやましい！」と思うかもしれません。

例えば、クリニックに来られた30代の女性の話です。毎朝の通勤電車に、大きな荷物を持った行商のおばあさんが乗っていたそうです。長い間、邪魔でしょうがなかったのに、今では「重い荷物が大変そう。今日も1日、頑張ってね」と心のなかで応援しています。

同じ電車の話で、「くたびれて寝てしまっているおじさんが、だらしなくて、嫌いで仕方がなかった」という人もいました。それが「自分の父親と同じ世代だな、父親がこれほど疲れていたら心配だな、きっと家族のために頑張っているんだな」に変わった。

「風邪で会社を休んだ同僚に冷たい目線を向けていた」という人もいました。「自分はこんなに頑張っているのに、あいつだけ休みやがって」。でも、ありのままに物事を捉えてみれば、批判すれば病気が治るわけでもなく、自分の仕事が楽になるわけでもないことがわかります。

「だから、あいつも大変だな、自分はいつも通り仕事しよう、と思うようになりました」

——一つひとつは、とても小さな話です。しかし、彼らにとっては大きな変化が、そこにはあります。以前は、他人と見れば、自分をイライラさせたり、不快にさせる存在だったのに、今では他人に対する慈しみ、思いやりの心に溢れています。もう、他人に流されることもなくなりました。

彼らは決して、「人に優しくなろう」なんて思っていないし、悟りを開いた、偉いお坊さんでもありません。ただ「自分を思いやる」自慈心を、歩行などの瞑想を通じて知らず知らずのうちに育んでこられた。それだけで、他者に対しても、これほどの思いやりが満ちてくるのです。

自尊心と自慈心の違い

なぜ、自慈心が、他人を思いやる気持ちを育むのでしょう？

自尊心と自慈心の違いを知っておくと、理解が深まります。

5章で紹介した「レジリエンス」を高めるものとして、いまポジティブ心理学が注目されています。ポジティブ心理学では、自尊心を高めることを大切な目標の一つに掲げています。それには成功体験を重ね、自分を鼓舞《こぶ》することが大切です。ところが実際には、それに失敗すると、簡単に崩れてしまうのが問題です。

自尊心とは、人から評価されたり、感謝されたりすることで、維持されるものです。「すごいね」、「あなたのおかげだよ」、「あなたがいてくれてよかった、ありがとう」。こうした他人の言葉に頼らなくてはならないという意味で、自尊心は、他人に流されるのです。

そこで新たに注目されたのが、自慈心です。テキサス大学のクリスティン・ネフ博士はこの分野の研究を長年リードしています。彼女は、「セルフ・コンパッション＝自慈心」と、

「セルフ・エスティーム＝自尊心」を分けて考えました。

ネフ博士によれば、自分に対する慈悲の気持ちとは、手放しに自分を大切にする心であり、それは人からけなされようと、決して揺らぐことはないそうです。

いっぽう、自尊心は人からけなされたり、認められなかったりすると崩れてしまうものです。そのとき、人は怒るか、悲しむか、どちらかを選択します。怒りを選択したら他人を責めるようになり、悲しみを選択したら、自分を責めます。

部下にキレるパワハラ上司などは自己愛人間の典型ですが、細かく見てみると、自尊心だけが高く、自慈心が低いという特徴があります。自分を思いやることができず、他人の気持ちも思いやることができない。自分が傷つくことが何よりも怖いので、他人を怒鳴って虐《しいた》げて、「自分のほうが上なんだ」と思い込もうとしています。

いつも自信のある人、前向きに人生を送る人のイメージにふさわしいのは、自慈心です。自尊心とは違い、自慈心には、揺るぎない芯があります。

自慈心が高い＝今の自分に満足している、という解釈から、「自慈心が高い人は、頑張る努力を放棄するのではないか」という批判もありました。

しかしネフ博士は、何千人という人を調査し、見事に反論してみせました。

「自慈心が高い人は、自尊心も高い」ということがわかったのです。

それはおそらく、こういうことです。自分を慈しむ人は、自分を思いやるばかりでなく、人のため、世の中のために何かしよう、という気持ちが自然とわいてくるのです。そのためであれば、努力を惜しむことはなく、しかもたとえ見返りがなかったとしても、バーンアウトすることもありません。

原始仏教においても、ブッダの教えには、「自分が悟りを開く」ことに終わらず、その教えを人々に伝える「**利他**《りた》」の精神がありました。マインドフルネスもまた、自分を思いやる気持ちを、他人に分け与えようという利他の精神を育むのです。結果、仕事の成果もあがるし、自尊感情も高まっていくのは当然のことではないでしょうか。

ガンジー、ナイチンゲール、マザーテレサといった、人道的活動に身を捧げた世界の偉人たちは、自尊心も自慈心も高いとされています。人への慈しみがあって、なおかつ自尊心が高いのです。

一般的なイメージとは違い、彼らは決して自分を犠牲にして他人に尽くした人ではありません。むしろ、まず自分が楽しみ、自分がやりたいことをしていました。そうして自慈心を育てていくと、人にも分け与えたい、という利他の精神を持つようになるのです。

また自慈心とは、「自分を大切にする」という能動性をともなった言葉です。

それとは反対に、自尊心は「自分には価値がある」という状態について断定する言葉です。しかし、それは思い込みにすぎず、少しでも他者から批判されたり、支持されなくなったりして思い込みが崩れたら、あっという間に自尊心も崩れています。崩れた自尊心は間もなくして、他者を攻撃したり、自分を責めて社会から逃げ出すといった行動を惹起《じゃっき》するのです。

自慈心はというと、「自分を大切にしていこう」という意志さえあれば保つことができます。他人に依《よ》らず、自分の力で、生み出していけるものです。

禅やマインドフルネスも一緒です。「あの人は禅である」、「あの人はマインドフルネスである」という言い方はしませんよね。「あの人は禅の心で生きている」、「あの人はマインドフルネスを心がけている」のほうが、しっくりきます。

つまり、禅もマインドフルネスも、状態ではなく、生きるスタンスのこと。だからこそ私は、マインドフル・ウォーキングを「健やかに生きるための習慣」として、おすすめしたいのです。

自慈心をつくる3要素

自慈心には、3つの要素があることがわかっています。自分への優しさ、センス・オブ・コモン・ヒューマニティ（ちょっと長いですね）、そしてマインドフルネスです。

1つめは、自分への優しさです。他人に優しくするように自分にも優しくする。それができないと、つい他人に見返りを求めてしまいますし、見返りをくれない他人に対して、ネガティブな想念を持つことになります。自分を思いやる気持ちが、本当の自信につながるのです。

といっても**「これからは自分にも優しくしよう」なんて無理に思わなくていいのです。**

まずは「自分に厳しい自分」を見つめることです。もしも、あなたの親友や大切な人が悩んでいたら、どんな言葉をかけるでしょうか。優しいあなたならば、

「初めてなんだから、当然だよ」

「いい経験になったじゃないか」

そんなふうに声をかけるのではないでしょうか。**それなのに、自分には優しい言葉をかけられない。そのことに、まずは気づいてください。**気づくことから、人は変わっていきます。以前も紹介しましたが、「念、起らばすなわち覚せよ。覚すればすなわち失す」です。

2つめの要素は、センス・オブ・コモン・ヒューマニティ（sense of common humanity）です。これは端的にいえば詩人で書家であった故・相田みつをさんの『にんげんだもの』の世界であり、皆同じ人間、誰もが不完全である、という感覚のことです。

自尊心だけで立っている人は、これができません。「他人（自分）の不完全さを許せても自分（他人）の不完全さは許せない」のは、自分を特別扱いしているからです。「誰でも不完全なんだから、しょうがないよ」と心に念じましょう。

以上の2つが理念だとすれば、3つめのマインドフルネスは、実践です。

歩行瞑想や呼吸瞑想を続けているうちに、自分に優しくする生き方、人の不完全さを許す生き方が、できるようになっていきます。自慈心を研究したクリスティン・ネフ博士も、マインドフルネスを実践した人でした。博士は20代で離婚を経験し、そのショックから立ち直る過程で、仏教瞑想を始めました。自慈心（セルフ・コンパッション）も、マインドフルネスのルーツである仏教の「慈悲の精神」からきているのです。

幸せになるのは時間の問題

自慈心は、無条件に自分を慈しむ心のありようです。「ここがイケてるから自分を大事にしてあげよう」では、無条件とは言えません。


「何にもないけど、まずは私を大事にしよう」

と思えるようになれば、他人に対しても
「利害はどうあれ、あの人のことも大事にしよう」

と思いやれるようになります。

ですので、自慈心がなければ、ほんとうの意味で他人を思いやることはできません。「この人がいると自分は助かる。だから大事にしよう」という利害の判断を捨てられません。

自慈心があると、他人に対する慈悲の心も、長きにわたり続いてゆくものとなります。

東日本大震災のあと被災地にボランティアに駆けつけた人が、バーンアウトして帰ってきてしまった、という話を前に紹介しました。その原因は、彼らが求めた見返りを、被災者が与えてくれなかったことです。自尊心で動いている人は、それに耐えられません。

一方では、被災から6年半になる今も、支援を続けている人がいます。自尊心で動いている人は、「もう要らないよ」と言われたり、感謝の言葉をもらえなかったりしたら、そこで終わり。でも自慈心から動いている人は、「だんだん元気になっていく被災者や、復興してゆく被災地の姿を見たい」と言って、被災地に通い続けるのです。

続くか、続かないか。これも、自尊心と自慈心の違いなのです。

慈悲の心というと「なんだか修行僧のようで、大げさだ」と思われるでしょうか。

でも、やることは、自分を思いやるということだけだし、そのために歩き続けるだけです。自分を思いやれば、自然に他人を思いやれるようになります。それは時間があれば、きっとできるようになることです。

たった1つ、心がけてほしいのは、焦らないことです。

「急に自分を大事にしろだなんてムリ」と反発したり、「そんなことして何になるんだ」

と無力感に襲われたりするのも、当たり前のことです。

ネフ博士は、そういった心の現象を「バックドラフト」と表現しました。バックドラフトとは、もとは火災に関する用語で、火事が起きた際、いったんは火の勢いが治まったかに見えた密閉空間に空気が入りこむことで起こる急激な爆発現象を指します。

同じように、それまで「自分には価値がない」と長年思い続けてきたところへ急に愛情を注ぐと、まるで心が爆発するかのように、否定的感情や消極的な気持ちが生まれるというのです。

人間が変わるときというのは、必ず葛藤が生じるものです。

このバックドラフトをやりすごすためには、そのようなネガティブな心持ちになっている自分自身を、

「これまで長い間、自分を大切にしたことなんてなかったんだから、動揺して当然だよね」

と、そのまま受け止めることが大切なのです。

どうなっても自分を責めず、気長に続けることを忘れないで下さい。自分を愛せるようになるのも時間の問題、そう気楽に構えてみましょう。

身につけるのではなく「思い出す」

一昔前、クリニックに来るのは、悲しい、情けない、寂しいといった「自責」の気持ちを抱えている人が多かったように思います。

それが最近は、他人に対してイライラ、不満、怒りをため込んでいる「他責」の人が増えています。

「最近の人は性格が悪くなった」と言ってしまえばそれまでなのですが、自己愛の歪みも含めて環境のせいが大きいのでしょう。なぜなら、そういった人に歩行瞑想をしてもらうと、どんどん心が軽くなって、眉間のシワがどんどん取れていくからです。

「頭でも痛いんですか？」

「もともとこういう顔ですが……」

――クリニックにやってきた当初はそんな会話をしていた患者さんが、治療が進むにつれて、ニコニコ、やわらかい表情になっていきます。

ストレスで脳が疲れて、一見すると性格が歪んで見えるけれども、実は、生まれ持った優しい心がちゃんとある。それを思い出してもらうのが、マインドフル・ウォーキングです。**新しく身につけるのではなく、自分の中にあるものを思い出す。慈悲の心といっても、大それたものではない、ということがわかっていただけたでしょうか。**

禅でいえば、「自己の本分に気づく」という感覚と似ています。

仏像を眺めるときもそうなのです。

「孫が受験に合格できますように」

「大事なプロジェクトがうまくいきますように」

――仏像の前で手を合わせるとき、私たちは自分の心のなかにある願いが叶うようにと念じがちです。

でも仏像を拝むことの本当の意味は、それとは少し違うところにあります。例えば、心が荒《すさ》んで優しくなれないとき、観音さまの顔を見て慈悲の心を思い出す。自信を失ったとき、仁王さまの顔を見てガッツを思い出す。韋駄天様を見れば、一生懸命働こうと思う。

私は「**仏像とは、人の心のなかにある思いを具現化したものだ**」と教えられました。だから仏像は人間の形をしているのです。

ストレスが思いやりを生む

そもそも悩みやストレスがない人生を生きられたら、どんなにすがすがしいでしょう。

「今月の営業成績、目標に全然足りないぞ」

「今度のテスト、大丈夫かな」

「いつまでこの病気と付き合わなければいけないんだろう」

そんなプレッシャーに日々さらされていたら、他人を思いやる余裕など持てないような気がしませんか？　でも、こんな実験結果を知ったら、ストレスに対するイメージがちょっと変わるかもしれません。

シカゴ大学のペギー・メイソン教授らが２０１６年に発表した、ラットの研究です。ラットにはケージに閉じ込められた仲間を助け出そうとする習性があり、繰り返し助け出しているうちに、段々と仲間のラットを速やかに救出できるようになることがわかりました。

ところが、不安やストレスを抑制する鎮静剤をラットに投与したところ、仲間を助け出すまでの時間が、何度繰り返しても短縮されなくなったというのです。

ここで勘の良い方は、「鎮静剤によってケージを開けるための学習能力が低下しただけではないか？」と思われるかもしれません。実はこの研究でメイソン教授らは、ケージの中に仲間のラットではなく、好物のチョコレートを入れて同じ測定をしました。すると、たとえ鎮静剤を投与しても、チョコレートを手に入れるためであれば、ケージを開けるまでの時間はどんどん短かくなってゆくことがわかったのです。

これは一体、何を意味しているのでしょうか。

あくまで仮説ですが、ここから考察できるのは、**「ストレスが思いやりを生むのではないか」**ということです。つまり鎮静剤の投与がストレスや不安を低減することで、仲間を助けるという意識や行動を、ラットから取り去ってしまったのかもしれないのです。

さらに言えば、人間の思いやりの心も、ストレスがなければ生まれないかもしれません。自分がストレスに苦しんだ経験があるからこそ、他人の苦しさを想像し、思いやることができるのではないでしょうか。

そう考えれば、ストレスを自信の糧にしていく力、レジリエンス（折れない心）もますます高まります。自分も他者も大事にしながら、共に生きる道が開けてゆくのです。

強くなくていい、明るくなくていい

人は強くなければならない。明るくならなければならない。これらはすべて妄想、囚われです。本当は、弱くても暗くても幸せになれる。そんなパラダイムシフトが心のなかで自然におこるのがマインドフルネスであり、私たちが健やかに生きる秘訣だと思っています。

3章で、まるで人が変わったように明るくなった人の例をいくつか紹介しましたが、歩いてメンタルブロックを外した結果にすぎません。「口下手で内向的な自分を変えたいと思っている」という人がいたとしたら、そういう自分を思いやり、ありのままに肯定することで、人は幸せになるのです。

それに、そもそも内向性というのは、自分の内なる感覚に気づくことができる、という立派な才能の1つです。

マインドフルネスの評価尺度、つまりその人がどのくらいマインドフルな人かを評価するための質問紙による検査においても、「自分の中に生まれた感覚を自覚する能力」と「それを描写する能力」の2つがとても重視されます。これらは自分自身の内面と向き合うスタンスがなければ得られない能力であり、「内向性」はこれらを高める大きな助けとなります。前にご紹介した「念起こらば即ち覚せよ、之を覚せば即ち失す、久々にして縁を忘ず、自ら一片とならん、これ坐禅の要術なり」という道元禅師の教えも、内向性があるから実践できることです。

さらにいえば、**外向的な人が幸せとも限りません。**明るく元気なキャラクターで人気のお笑い芸人さんにも、「家に帰ると一言も喋らない」という人が珍しくありません。カメラが回っているときはハイテンション、でもカメラが止まった瞬間、ローテンション。実は、うつ病や躁うつ病を抱えた芸人さんも多いのです。

外向的な人は、アレキシサイミアとは言えないまでも、自分の内面のケアをおこたりがちです。テンション高く動き続け、人と話し続けている一方で、内なる疲れをため込んでしまいます。そして突然、パタンと動けなくなる。これはワーカホリック（仕事依存）の人にも多い現象です。周囲の人は「昨日まであんなに元気だったのに」と訝《いぶか》しがるのですが、それもワーカホリックのパターンなのです。

慈悲の瞑想

慈悲の瞑想は、自分に対する思いやりと慈しみを育み、それを他者にも同じように向ける瞑想です。私が一番好きな瞑想がこれです。古くは、テーラワーダ仏教（上座部仏教）の伝統的な瞑想修行として伝えられてきたもので、世界中で実践されています。

はじめに2分間、呼吸瞑想をします。次に、目を閉じたまま、205ページの①～⑤に当てはまる人を思い浮かべ、相手が目の前にいるかのようにイメージします。そして一人ずつ順番に、以下の言葉を語りかけるように念じます。

「あなたが安全でありますように」
「あなたが幸せでありますように」
「あなたが心身ともに健やかでありますように」
「あなたが心安らかに暮らせますように」

そしてその人が幸せを手にしたときの喜びにあふれた笑顔や、身ぶりをイメージしましょう。⑤の「嫌いな人」に対しては、上手にイメージできないという声が少なくありません。その場合は、以下の言葉を念じます。

「あの人は私と同じで、心や体、気持ちや考えを持っている」

「あの人は私と同じで、幸せになりたいと思っている」

「あの人は私と同じで、痛みや苦しみから解放されたいと願っている」

「あの人は私と同じで、これまでの人生でつらいことや、傷ついたことがある」

最後に2分間、呼吸瞑想に戻ってください。ありのままの呼吸に注意を向けて、心をリセットさせましょう。

たとえ一週間に一度だけでもかまいません。継続してみてください。

慈悲の瞑想

「あなたが安全でありますように」
「あなたが幸せでありますように」
「あなたが心身ともに健やかでありますように」
「あなたが心安らかに暮らせますように」

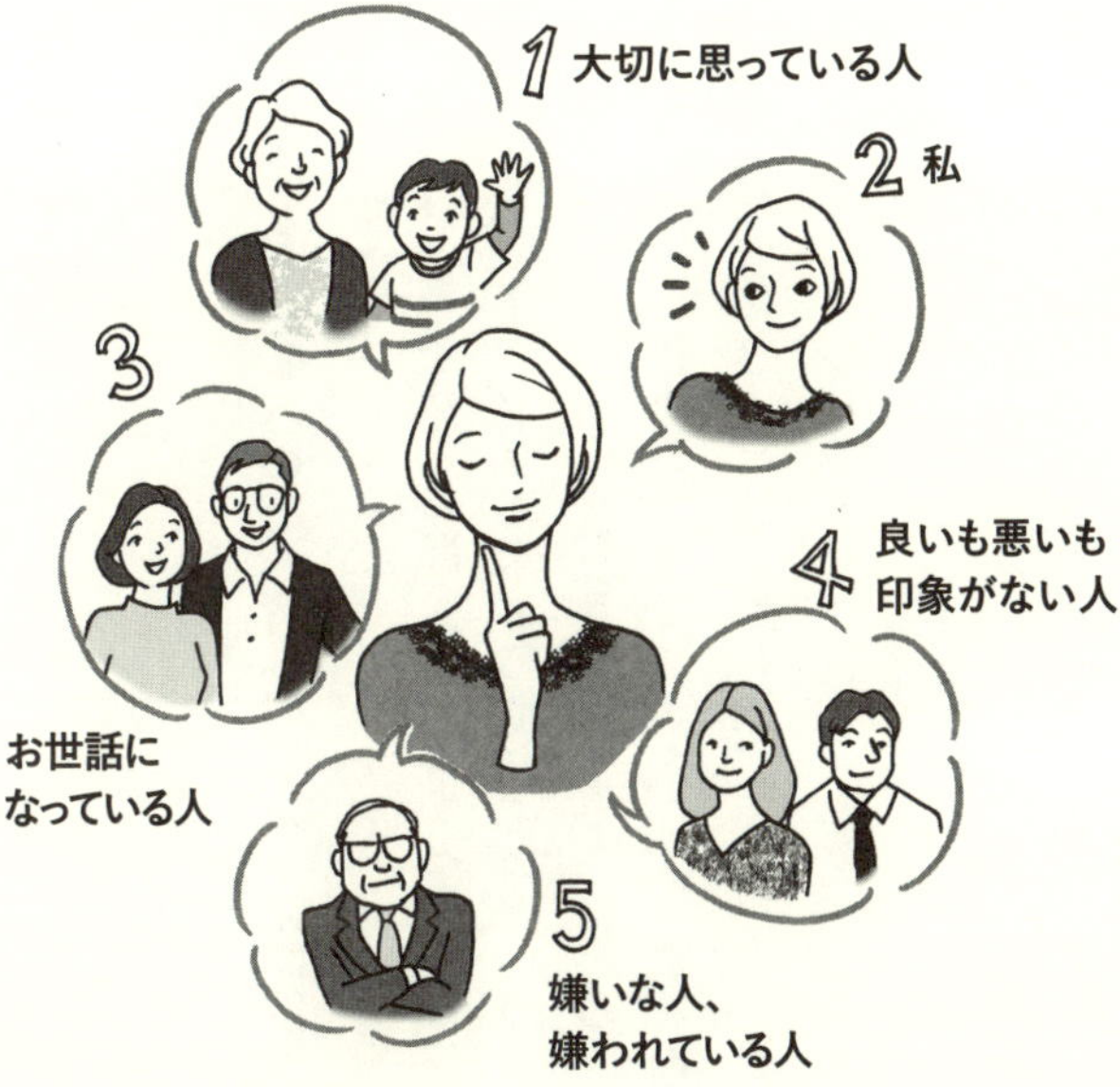

1 大切に思っている人
2 私
3
お世話に
なっている人
4 良いも悪いも
印象がない人
5
嫌いな人、
嫌われている人

「あの人は私と同じで、心や体、気持ちや考えを持っている」
「あの人は私と同じで、幸せになりたいと思っている」
「あの人は私と同じで、痛みや苦しみから解放されたいと願っている」
「あの人は私と同じで、これまでの人生でつらいことや、傷ついたことがある」

見知らぬ人の幸せを祈る心

前項で、自分のなかに思いやりと慈しみの心を育み、温かい人間関係を作るのにも役に立つ、「慈悲の瞑想」を紹介しました。

私が大好きな瞑想なのですが、「嫌いな人の顔を思い浮かべながら、幸せになりますようにと語りかける」というのは、マインドフルネスに慣れていない段階では、なかなか難しいかもしれません。「人のために、無理にやらされている」感があっては効果が上がりませんし、バックドラフト現象が起きて、「なんでこんなことやらなくちゃいけないんだ」「できるわけがない」と反発したくなることもあるでしょう。

そこでぐっと難易度を落とし、マインドフル・ウォーキングに慈悲の瞑想を取り入れた、私のオリジナル瞑想をご紹介します。

1つは、52ページで紹介した「ラベリング」の応用です。

ラベリングは、歩いているときに出てきてしまう雑念を払うテクニックでしたが、特に嫌なことを思い出したときは「慈悲の瞑想」につなげるチャンスです。心のなかで「出てきてもいいんだよ。気にしなくていいんだよ」と唱えてから「心が楽になりますように」と続け、またウォーキングに戻りましょう。嫌なことを考えてしまった自分ごと大切にしてあげる、そんな瞑想です。

もう1つは、マインドフル・ウォーキングをしている最中に、誰かとすれ違うたびに「あの人が幸せになりますように」と心のなかで唱える、というものです。

私が医大生時代から好きなBUMP OF CHICKENというバンドの歌詞に「Yシャツの襟《えり》が立っている」「駅へ急ぐスーツの人」を見て、「あの人が会社に間に合いますように」と願う、というものがあります（BUMP OF CHICKEN『ベンチとコーヒー』より）。

それまで会ったこともない、たまたますれ違っただけの人に対して、ちょっとでも「幸せになりますように」と願えたら、それはとても大きな自信になります。

ふだんからマインドフル・ウォーキングを続けて、自慈心を育むにつれて、それは難しいことではなくなっているはずです。

歩く瞑想で世界平和を

ベトナムの禅僧で、マインドフルネスの普及活動を行っているティック・ナット・ハン師は、「歩く瞑想で世界平和を」というメッセージを世界へ発信し続けています。

何をオーバーなことを、と思われるかもしれませんが、世界中の人たちが歩き、心の平穏を手に入れることができたなら、争いのない平和な時代がやってくると、私も信じています。

それに、マインドフルネスは人から人へと伝播する性質を持っています。というのも、自慈心を手にいれれ、かもし出す雰囲気や言葉がおだやかで慈愛に満ちたものになると、周りの人たちも同じように、マインドフルに変わっていくのです。

自慈の気持ちを知った人は、それを人に分けたい、広めたいと思うようになると私は言いました。

しかし、わざわざ意図的に働きかけなくても、あなたがおだやかになれば、その周りに

いる他人も自然とおだやかに変わっていくのです。

グーグルの研修プログラムにマインドフルネスを取り入れたチャディー・メン・タン氏もそうでした。若い頃から瞑想を習慣としていた彼は、2000年にグーグルに入社して、自らを含めたエンジニアたちの置かれているストレスフルな状況を目の当たりにしました。そしてそんな彼らにマインドフルネス瞑想による恩恵を広めたいと考え、SIY（サーチ・インサイド・ユアセルフ）という社内向けプログラムを立ち上げたのです。

そこでのあまりの反響の大きさに、やがてグーグルを退社し、このプログラムを全米、さらには世界中に向けて広めてゆくための会社まで作ってしまいました。

メン氏がまさに体現しているように、マインドフルネスの実践において極めて重要なことは「まず自分から」ということです。自分自身がマインドフルネスの恩恵を感じていなければ、それを周囲に広めることはできませんし、他者を思いやることもできません。

今の時代は、「恨み」「憎しみ」といった悪い想念がインフルエンスしている世の中です。

しかし、その悪い想念を淘汰しよう、食い止めようとするのではなく、自分がまず良い想念を持つこと。そこから、世界平和、心の平和、テロのない時代がやってきたらいいと、私は本気で願っているのです。

7章のまとめ

◇ 無理に「人に優しくしよう」としなくてもいい。

◇ 自尊心は評価や感謝をされ続けないとキープできない。だから他人に流されやすい。

◇ 自慈心が高い人は、自尊心も高い。

◇ 自慈心には、3つの要素がある。

◇「これからは自分にも優しくしよう」なんて思わなくてもいい。

◇ 他人には優しくできても、自分に優しくできないのは、自尊心だけで自分を支えているから。

◇ 人間は誰でも不完全なものである、という感覚を持てるかが分かれ道になる。

◇「私はこういう点が人よりイケてるから、自分を大事にしよう」では自分を慈しむことはできない。

◇「バックドラフト」をやりすごすにも、コツがある。

◇ 最近、かつての「自責」に代わって「他責」の人が増えている。

◇ 仏像とは、人の心のなかにある思いを具現化したもの。

◇「強い人でなければ」「明るい人でなければ」は妄想、囚われである。

◇ 特に働きかけなくても、心がおだやかになれば、周りの人もおだやかになっていく。

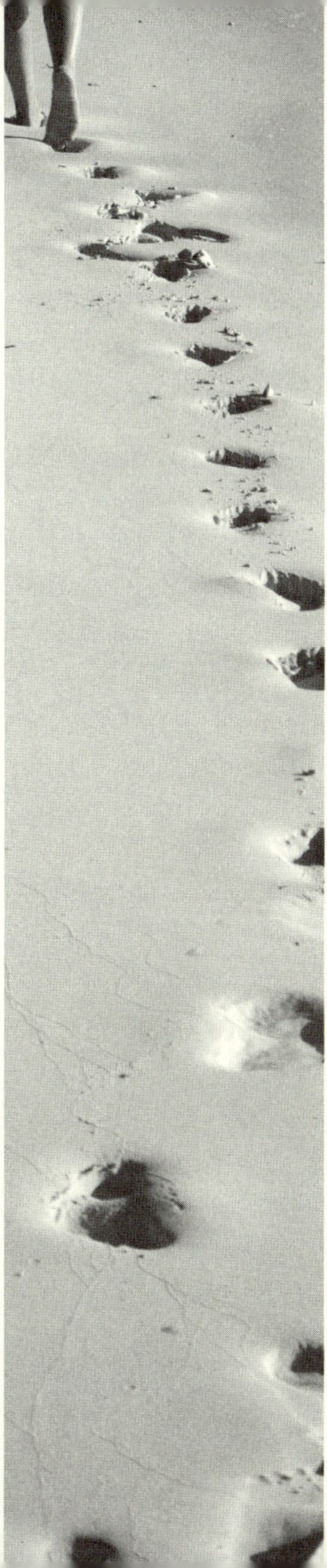

8章

歩くと、幸せに近づく

調子がよくても悪くても

幸せの定義はさまざまですが、私は「自己愛が健康的に満たされている状態」がその1つであると思っています。

ただし、身体のコンディションと同じように、自己愛も調子が悪くなることがあります。自信を失ってしまったり、他人にイライラしてしまったりと、人間は毎日揺れながら生きています。

そんなときは、無理に「安定させよう」とは思わないでください。

「きょうは不安な気持ちでいっぱいだ」

「きょうは何だかイライラしてるな」

「今、自分の心は揺れてるな」

と気づいているだけでいい。それが、自分をありのままに受け入れる、自分を思いやるということにつながります。

不安になるのもしょうがない、と思っていれば、不安は和らいでいきます。逆に自分のなかにあるネガティブな感情を否定し、「不安になってはいけない！」と思うと、ますます不安になっていきます。

この現象を「**思考抑制の逆説的効果**」といいます。例えば「これから5分間、シロクマのことだけは『考えないで』ください」と言われたら、かえって考えないではいられなくなります。心理学研究で有名な「シロクマ実験」のお話です。

つまり人間は、考えたくないものほど考えるようにできているのです。考えたくないものとは人間にとって嫌なもの。嫌なものに出会わないようにするために、嫌なものを意識する、これは人間の防衛本能です。しかし、その働きが過剰になると、よくないことが起こります。それが、不安になってはいけないと思うほど、ますます不安になり、身動きがとれなくなるメカニズムです。

マインドフルに歩く習慣は、この思考抑制の逆説的効果を外してくれます。不安になっても仕方がないと思う。そして、その不安に注意を向け続けるのではなく、外に出て歩く。これができるようになると、心のコンディションも安定していきます。

「前後裁断」の極意

「今、この瞬間に集中する」とは、過去や未来に惑わされないということでもあります。

禅の世界では、これを「前後裁断《ぜんごさいだん》」と表現します。

前後裁断、つまり前も後ろも断ち切ってしまう。ここには「未来と過去にとらわれているうちは、今、この瞬間に集中できない」というメッセージが込められています。

要は、マインドワンダリングをやめなさい、と言っているのです。起きてもいない未来のことを心配したり、過去を悔んだりせず、現在だけに意識を向けることで、本当に大切なことが見えてくる。そのためのノウハウが禅であり、マインドフル・ウォーキングである。ここまでは、ご理解いただけたのではないかと思います。

「じゃあ未来を考えてはいけないのか。過去を反省し次に生かそうとしてはいけないのか」

時折、そんなことを聞かれることがあります。もちろん、そんなことはありません。

マインドフルネスは、未来や過去を否定するものではなく、これまで経験してきたことも、これからやりたいことも、ちゃんと大切にします。それが幸せに生きるということですし、そうでなければ、何のためのマインドフルネスか、わからなくなってしまいます。

よくないのは、まだ見ぬ未来に不安を募《つの》らせたり、過去に囚われたりして、「今、この瞬間」に集中できなくなることです。

どうして、未来のことを必要以上に案じ、過去にも囚われてしまうのかといえば、そこにネガティブな想念が乗りやすい理由があるからです。

例えば私が、「自分の目標は世界平和だ」というとき、「達成できなかったらどうなるだろう」「達成するまでにどれだけ苦労するだろう」と考え出した瞬間に、ネガティブな想念が浮かんできます。

過去を考えるときも同じように、どうしてもネガティブな想念が浮かんできます。誰もが過去に後悔を抱えていますし、楽しかった思い出に浸るときですら、「それに引き替え今は……」という悲しい気持ちを呼び覚ましてしまいます。

これを防ぐためにも、歩いて、「今、この瞬間」に注意を向けることです。

「どうしたら目標を達成できるだろう」と前向きに考えているときは、実現させたい一心で集中することができており、マインドワンダリングは起こりにくいのです。

「今、ここ」から幸せになる

大富豪とは言えないまでも、何不自由ない暮らしができるお金を持っているのに幸せを感じられず、虚《むな》しさを抱えた人が少なくありません。なぜなら、お金には上限がなく、いつまでも満たされることがないからです。

これは、自尊心と自慈心に絡む問題です。**自尊心で頑張っている人は、人に評価されるために「もっと上」を目指し続ける宿命にあります。飽くなき向上心といえば聞こえはいいのですが、実際のところ、そうしなければ自分を保てないだけ。ものすごく心に負担がかかっている状態なので、幸せを感じるどころではありません。**

会社の社長にまで出世したにも関わらず、亡くなる前に「私の人生は虚しかった。何の意味もなかった」という遺言を残す人がいます。本当に悲しいことです。

幸せに生きられるかは、自分を思いやり、「今、この瞬間」手にしているものの素晴らしさに気づけるかどうかにかかっています。

そんなことを言葉で説明されても、「それでもやっぱり、お金はもっと欲しい」という意識は簡単に捨てられるものではないかもしれません。

しかし、皆さんはもうおわかりのはずです。そういった意識を書き換えるものが、歩行瞑想や呼吸瞑想なのです。

歩行瞑想にしろ呼吸瞑想にしろ、どんな人も最初は必ず「うまく歩けません」「うまく息ができません」と言います。当たり前のように歩いているうちは気づく機会がありませんが、それができなくなると、ふだんどれだけ高度なことをしているのか、痛感するのです。

ケガや病気をしたときにも、似たような体験をします。足首を捻挫《ねんざ》して包帯を巻いているだけで生活ぜんぶがギクシャクする、そのとき初めて、ふつうに歩けることのありがたさがわかる。「失って初めてわかるありがたさ」とは、よく言われることです。

しかしそうは言っても、お金も命も、失いたくはありません。それならば、これから手に入れるものではなく、現に今、目の前にあるもののありがたさを味わう。お金や地位といった上限のないものではなく、「今、ここに生きている」という限りのあるものから幸せを得てゆく。それこそ例えば、「今、息をしていることがありがたい」と感じられるのなら、虚しさなど消え去るでしょう。

8章のまとめ

◇「不安になってはいけない」と思うと、もっと不安になる。

◇過去の後悔や、将来を嘆く気持ちを「前後裁断」するために、歩く。

◇自尊心で頑張ると、「もっと上」を目指さないと自分を保てない。心に負担が常にかかり、幸せを感じられない。

memo

おわりに

この本を通して、マインドフル・ウォーキングを中心に、いくつかの瞑想を紹介させていただきました。

これ以外に、食事も入浴も、ふだん何気なく繰り返している行いに注意を向ければ、すなわちそれが瞑想になります。マインドフル・ウォーキングが、そのための第一歩になればと願っています。マインドフルネスは、日常のいたるところに転がっているものです。それを発見できる感性も、しだいに養われていくことでしょう。

私は作家・村上春樹さんの小説をずっと愛読してきました。実は高校時代に同級生にすすめられ、初めて『ノルウェイの森』という作品を読んだとき、そのあまりにも丁寧かつ独特な風景描写になじめなかったのを記憶しています。ところが、一冊の半分くらい読んだ頃からどんどん作品世界に取りこまれ、その後すべての作品を読破してしまいました。

大学を卒業する頃には、色々な作中にしばしば登場するバーの風景に憧れて、たまに本当にリラックスしたいときなど、一人静かなバーでカクテルを飲んだりするようになりました。村上春樹さんの紡ぎ出す繊細な風景描写は、マインドフルネスそのものなのではないかと私は勝手に感じています。

「こんなふうにグラスが光って、マスターがこのぐらいジンを注いだ。お酒を口に含んだときこんな香りが鼻を抜け、こんなことを考えた……」

バーだけではなくあらゆる場面において、小説の本筋とは全く関連しないような描写が数多く登場します。でもこれこそが、人間の感性のあるがままを捉える心の恩恵であるように思えるのです。

私たちは、自己の利益や損失と関係のない事象を心から追い出したり、取り込まないようにしたりすることを、知らないうちに習慣としてしまいがちです。

何かを感じること、そこに意識を集中させること。それを喜びとすること。村上春樹さんの小説は、「自分は今、生きているんだ」という感覚の固まりです。どうでもいいような素朴な体験を、これほど深く捉えた文章を読んでいると、瞑想をしているかのように悩みが消え、心がおだやかになってゆく自分に気づくのです。

私たち人間が、この世に生を受け、こうして毎日生きていられること。この当たり前のようなことが、実は当たり前ではない、奇跡のようなことであると気づけたとき、私たちは互いを傷つけたり、憎んだりする心を手放すことができると確信しています。

「雨の日に、濡れた庭を見て「今日もゆううつな一日だ」と心を曇らせるのか、「草木が天の恵みを受けて、美しく光っている」と優しい眼差しをたたえることができるのか。心のありようによって、私たちの人生は、苦しくも楽しくも、全く異なる色合いを帯びるのです。

本書をお読みいただいた皆さまが、「歩くこと」そして「呼吸すること」を深く味わい、美しい地球という森羅万象の世界にこうして「生かされている」喜びを感じながら生きてゆくための第一歩を、今日から踏み出してゆかれるよう心から願っています。

人生における真なる幸福を目指す千里の旅も、その一歩から始まるのですから。

二〇一七年八月

川野泰周　合掌

青春新書 PLAYBOOKS
人生を自由自在に活動《プレイ》する

人生の活動源として

いま要求される新しい気運は、最も現実的な生々しい時代に吐息する大衆の活力と活動源である。

文明はすべてを合理化し、自主的精神はますます衰退に瀕し、自由は奪われようとしている今日、プレイブックスに課せられた役割と必要は広く新鮮な願いとなろう。

いわゆる知識人にもとめる書物は数多く窺うまでもない。

本刊行は、在来の観念類型を打破し、謂わば現代生活の機能に即する潤滑油として、逞しい生命を吹込もうとするものである。

われわれの現状は、埃りと騒音に紛れ、雑踏に苛まれ、あくせく追われる仕事に、日々の不安は健全な精神生活を妨げる圧迫感となり、まさに現実はストレス症状を呈している。

プレイブックスは、それらすべてのうっ積を吹きとばし、自由闊達な活動力を培養し、勇気と自信を生みだす最も楽しいシリーズたらんことを、われわれは鋭意貫かんとするものである。

―創始者のことば― 小澤和一

著者紹介

川野泰周〈かわの たいしゅう〉

精神保健指定医・日本精神神経学会認定専門医・医師会認定産業医。
RESM新横浜 睡眠・呼吸メディカルケアクリニック 副院長。

1980年横浜生まれ。2004年、慶応義塾大学医学部医学科卒業。臨床研修修了後、慶應義塾大学病院精神神経科、国立病院機構久里浜医療センターなどで精神科医として診療に従事。

11年より建長寺専門道場にて3年半にわたる禅修行。14年末より横浜にある臨済宗建長寺派 林香寺住職となる。現在、寺務の傍ら都内及び横浜市内にあるクリニック等で 精神科診療を行っている。

うつ病、神経症、PTSD、睡眠障害などに対し、薬物療法と並び禅やマインドフルネスの実践を含む心理療法を積極的に取り入れた診療に当たっている。

またビジネスパーソン、看護職、介護職、学校教員、子育て世代の主婦などを対象に幅広く講演・講義を行っている。

悩《なや》みの9割《わり》は歩《ある》けば消《き》える　青春新書 PLAYBOOKS

2017年9月10日　第1刷

著者　川《かわ》野《の》泰《たい》周《しゅう》

発行者　小澤源太郎

責任編集　株式会社プライム涌光

電話　編集部　03(3203)2850

発行所　東京都新宿区若松町12番1号 〒162-0056　株式会社青春出版社

電話　営業部　03(3207)1916　振替番号　00190-7-98602

印刷・図書印刷　製本・フォーネット社

ISBN978-4-413-21093-5